DU TRAITEMENT

CHIRURGICAL CURATIF

DU

CANCER DE L'ESTOMAC

PAR

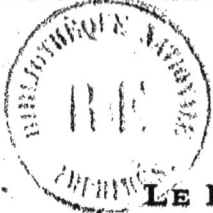

LE DR AMANS GAUSSEL

INTERNE DES HOPITAUX DE MONTPELLIER

LAURÉAT DE LA FACULTÉ DE MÉDECINE

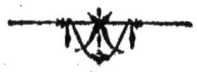

MONTPELLIER

IMPRIMERIE Gustave FIRMIN et MONTANE

Ancien Hôtel de la Faculté des Sciences

—

M DCCC XCIX

DU TRAITEMENT

CHIRURGICAL CURATIF

DU

CANCER DE L'ESTOMAC

PAR

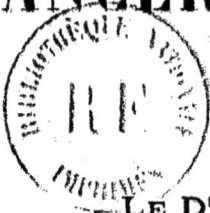

Le Dʳ Amans GAUSSEL

INTERNE DES HOPITAUX DE MONTPELLIER

LAURÉAT DE LA FACULTÉ DE MÉDECINE

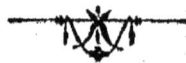

MONTPELLIER

IMPRIMERIE Gustave FIRMIN et MONTANE

Ancien Hôtel de la Faculté des Sciences

—

M DCCC XCIX

A LA MÉMOIRE DE MON PÈRE ET DE MA MÈRE

A MA CHÈRE TANTE

Modeste témoignage de reconnaissance.

A Mlle ZIEGELMANN

INTERNE DES HOPITAUX DE MONTPELLIER

Hommage de respectueuse affection.

A. GAUSSEL.

A MON PRÉSIDENT DE THÈSE

M. LE PROFESSEUR ESTOR

PROFESSEUR DE MÉDECINE OPÉRATOIRE A LA FACULTÉ DE MÉDECINE

A MON EXCELLENT MAITRE

M. LE PROFESSEUR-AGRÉGÉ RAUZIER

Hommage d'affectueuse reconnaissance

A. GAUSSEL.

A MES MAITRES DANS LES HOPITAUX

MÉDECINE : *MM. les Professeurs GRASSET, CARRIEU, SARDA*
HAMELIN, BAUMEL, MAIRET

MM. les Professeurs-Agrégés BROUSSE et ESPAGNE
A M. le Médecin principal BABLON

CHIRURGIE : *MM. les Professeurs DUBRUEIL, ESTOR, FORGUE*
TÉDENAT, TRUC
M. le Professeur-Agrégé LAPEYRE

OBSTÉTRIQUE : *M. le Professeur GRYNFELTT*
M. le Professeur-Agrégé PUECH

A MES MAITRES DE LA FACULTÉ DE MÉDECINE

A. GAUSSEL.

A MES PARENTS ET A MES AMIS

A MES COLLÈGUES D'INTERNAT

A. GAUSSEL.

DU TRAITEMENT

CHIRURGICAL CURATIF

DU

CANCER DE L'ESTOMAC

INTRODUCTION.— HISTORIQUE

L'histoire du traitement chirurgical du cancer de l'estomac
ne remonte pas à plus de vingt ans. Avant cette époque on
savait que les plaies de l'estomac ne sont pas toujours mor-
telles, mais la cure chirurgicale des tumeurs malignes de cet
organe n'avait pas été tentée. Le cancer de l'estomac était
un *noli me tangere*.

En 1877, Le Fort écrivait : « Lorsqu'on voulait, il y a une
vingtaine d'années, se jouer de la crédulité et de la naïveté
d'un jeune camarade d'études, on lui racontait que tel chirurgien, connu pour ses excentricités opératoires, avait extirpé
un pylore cancéreux. Dans un recueil des plus sérieux, les
Archives de Langenbeck, un chirurgien allemand, Gussenbauer, étudie sérieusement les procédés applicables à la
résection partielle de l'estomac cancéreux. Jusqu'à présent,
il n'a pratiqué la résection que sur des chiens. Mais la marche que suit depuis quelque temps la chirurgie d'outre-Rhin
autorise à prévoir que l'expérience ne tardera pas à être faite
sur des Allemands » (Le Fort, *Manuel de Médecine opératoire*

de Malgaigne, vol. II, p. 420). Deux ans plus tard, Péan faisait la première pylorectomie pour cancer.

Cette tentative resta d'abord sans écho dans notre pays,
tandis que Billroth et son école acquerraient, dans le domaine
de la chirurgie gastrique, une suprématie incontestable.

La tentative de Péan put paraître hardie tout d'abord ;
cependant on avait déjà expérimentalement démontré la possibilité de la digestion et de la vie après la suppression du
pylore. Des expériences faites chez l'animal, chez le chien
en particulier, par Gussenbauer et von Winiwarter, ne laissaient subsister aucun doute à cet égard. Aussi, quand l'école
de Billroth eut mis à la mode, pour ainsi dire, la résection
du pylore cancéreux, on rechercha les sujets porteurs de néo-
plasmes gastriques susceptibles d'une opération.

A *priori*, la cure chirurgicale du cancer de l'estomac était
admissible au même titre que celle d'autres cancers d'un
abord aussi difficile et aussi dangereux. En effet, si l'estomac
supporte une intervention chirurgicale, s'il continue à fonctionner alors même que ses rapports avec la suite de l'intestin ont été modifiés, peu importe, en apparence, la raison
pour laquelle on a interrompu la continuité du tube digestif.
L'organe, guéri de la blessure chirurgicale, doit reprendre ses
fonctions ; comme l'intervention a été dirigée contre une
néoplasie maligne, l'organisme se trouvant débarrassé d'un
mal fatal, sera guéri, sous la réserve d'une récidive à plus ou
moins longue échéance.

Cette idée justifiait la tentative de Péan, de Rydygier, de
Billroth et de tous ceux qui suivirent. Cette innovation chirurgicale devait encore trouver sa justification dans une série
de cas heureux suivis de très longues survies.

Mais, comme il arrive souvent pour les idées nées d'une
façon tardive, l'excès ne tarda pas à se faire sentir. Il avait
fallu tous les progrès de la chirurgie contemporaine pour

autoriser les opérations dans ce domaine si délicat; ce fut peut-être, au nom des mêmes progrès, sous le couvert d'une fausse assurance, que de nombreux chirurgiens, en Allemagne surtout, soumirent au traitement chirurgical des cancéreux dont l'estomac était déjà trop malade.

Cependant Wölfler faisait accepter une opération palliative qui semblait permettre de limiter les interventions radicales; elle donnait au chirurgien le moyen de soulager son malade, s'il ne pouvait extirper le mal. La gastro-entérostomie entre, dès lors, en parallèle avec la cure radicale.

Nous ne prétendons pas faire un historique détaillé et complet de la chirurgie de l'estomac cancéreux; nous nous bornerons à en tracer les grandes lignes.

En France, le premier travail d'ensemble qui ait paru sur la question est la thèse de Kahn (Paris 1883). L'auteur rapporte 27 cas de pylorectomie totale pour cancer.

Rydygier, en 1885, en réunit 43 cas, avec une mortalité de 69,9 o/o.

La statistique de Kramer, la même année, porte sur 72 cas et la mortalité s'élève à 76,3 o/o. Hahn, en 1891, en réunissait 106 cas, pour lesquels la mortalité était de 65 o/o.

En 1892, parut en France un Mémoire important dû à M. Aimé Guinard. L'auteur, après avoir exposé les progrès accomplis à l'étranger dans la chirurgie du cancer de l'estomac, rapporte les observations étrangères et françaises. Il signale la tendance des chirurgiens à abuser de la cure radicale au détriment de la gastro-entérostomie, et fait un plaidoyer en faveur de cette dernière opération. Sa statistique, basée sur 149 cas, donne une mortalité de 57,71 o/o; celle des cas publiés en France, au nombre de 6 seulement, est de 66,66 o/o.

L'année suivante, Dreydorff publiait, en Allemagne, un Mémoire important sur la chirurgie gastrique.

La thèse de Loche, sur la chirurgie de l'estomac et du duodénum, parue aussi en 1893, renfermait un certain nombre d'observations postérieures au Mémoire de Guinard, et, parmi les cas opérés en France, rapportait ceux de Doyen, le chirurgien français qui s'est acquis, dans ce domaine en particulier, la première place. Doyen publia, en 1895, un ouvrage sur la question, où il réunit les cas de sa pratique personnelle à ceux qui avaient été publiés avant lui. Son livre embrasse aussi bien l'étude des affections bénignes que celle des affections cancéreuses de l'estomac et du duodénum. L'anatomie et la physiologie de ces organes y sont traitées au point de vue chirurgical ; en ce qui concerne la technique opératoire, l'auteur passe en revue celle de ses devanciers et propose un mode opératoire personnel. Sa statistique générale des pylorectomies porte à 212 le chiffre des cas connus, avec 120 insuccès, soit 56,6 o/o. A cela s'ajoutent 20 cas de pylorectomie combinée à la gastro-entérostomie, donnant une mortalité de 55 o/o, c'est-à-dire un chiffre très rapproché de celui de la pylorectomie typique.

En 1896, Haberkant fit paraître dans les *Archives de Langenbeck*, une importante revue générale des opérations qui se pratiquent sur l'estomac. Sa statistique portait sur 208 cas de résection typique du pylore et sur 20 cas où la résection fut accompagnée de gastro-entérostomie, opération qu'il désigne sous le nom de résection atypique. La mortalité était encore de 54,4 o/o.

La question de la cure chirurgicale du cancer de l'estomac était à l'ordre du jour dans toutes les réunions des chirurgiens ; nous la voyons discutée au Congrès des chirurgiens allemands d'avril 1897 ; elle fait l'objet de communications au XII° Congrès international de Moscou et au Congrès français de chirurgie de 1897.

En avril 1898, nouvelles communications sur le même thème, au Congrès des chirurgiens allemands.

C'est après avoir lu le compte rendu de ces discussions que, sur le conseil de notre maître, M. le professeur Estor, nous avons entrepris de réunir les diverses observations publiées jusqu'à ce jour sur la pylorectomie ou, d'une façon plus générale, sur les interventions curatives dans le cancer de l'estomac. Nous nous sommes proposé, après avoir groupé ensemble tous les faits connus, d'en tirer une étude générale des procédés opératoires à employer en pareille circonstance, des indications et des contre-indications de l'opération curative ; nous voulions également essayer de démarquer, aussi nettement que possible, les limites de l'opération palliative et de l'opération radicale. Par l'exposé des résultats immédiats et éloignés de ces deux modes d'intervention, il nous était possible de montrer quels bénéfices la thérapeutique peut tirer de l'acte opératoire dans le cancer de l'estomac.

Nous avons été devancé dans cette idée : une thèse, soutenue devant la Faculté de Paris, en juillet 1898, présente une très bonne étude de la cure chirurgicale du cancer de l'estomac. L'auteur, M. Urbain Guinard, rapporte 302 cas de résections gastriques publiés depuis 1891. La technique des opérations radicales contre le cancer occupe, dans cet ouvrage, une large place ; aussi ce chapitre sera-t-il écourté dans notre travail. L'étude des maladies avant et après l'opération est faite avec beaucoup de soin ; l'auteur insiste, avec tous ceux qui se sont occupés de cette chirurgie spéciale, sur la nécessité de faire un diagnostic précoce, si l'on veut avoir quelques chances de succès : ce point fera l'objet d'un long développement dans notre thèse.

Tous les auteurs que nous avons cités admettent l'intervention radicale dans le cancer de l'estomac, avec des nuan-

ces, sans doute, mais tous reconnaissent exacte l'idée de la
résection dans certains cas.

Si les chirurgiens ont rapidement adopté la manière de voir
de Péan et de Billroth, tout au moins en Allemagne, il n'en
a pas été de même pour les médecins.

Le chiffre effrayant de la mortalité opératoire, au début, et
la survie peu considérable obtenue dans beaucoup de cas
heureux étaient bien faits pour les laisser sans enthousiasme
vis-à-vis d'une méthode thérapeutique à résultats si incer-
tains, même si dangereux.

Cependant, il y a eu des cas de guérison durable : des
malades porteurs d'une tumeur cancéreuse ont été opérés ; le
microscope a confirmé le diagnostic clinique, ces malades
ont parfaitement guéri de leur opération et ont présenté des
survies de 3 ans, de 5 ans, même de 8 à 10 ans (Ratimow-
Kocher). Ces cas de très longue survie sont assez rares,
mais leur existence est le meilleur argument en faveur de la
cure radicale du cancer de l'estomac.

La mortalité opératoire reste élevée malgré des améliorations considérables dans le pronostic de l'intervention ; aussi
est-il important de ne pas vouloir faire bénéficier quand même
de la cure radicale les cancéreux dont le mal est trop étendu.

En présence d'un malade atteint d'un cancer de l'estomac,
le praticien sait fort bien que toute thérapeutique médicale
sera illusoire et impuissante à fournir une guérison. Si de
bonne heure le diagnostic a été porté et que le mal ne soit
pas trop profond, le chirurgien pourra arriver à temps. Si,
arrivé trop tard, il cherche à enlever tout le mal, les consé-
quences pourront être désastreuses ; si, au contraire, le chirurgien sait se borner, une ressource lui est ouverte pour
soulager son malade, c'est l'opération palliative. Comme son
application est plus facile, les résultats immédiats seront plus
encourageants que ceux fournis par la pylorectomie.

D'accord en cela avec tous les auteurs, nous reconnaissons la nécessité d'un diagnostic précoce pour justifier une intervention contre le cancer de l'estomac ; cette étude fait l'objet d'un premier chapitre.

Dans un deuxième chapitre, nous disons quelques mots des méthodes curative et palliative, en insistant sur les procédés d'anastomose après la résection.

Les observations de résection pylorogastrique partielle sont ensuite exposées en trois tableaux, d'après le mode d'abouchement gastro-intestinal.

Quatre observations de résection totale de l'estomac cancéreux nous permettent d'écrire le quatrième chapitre sur la gastrectomie totale.

Le cinquième chapitre traite des survies et des résultats fonctionnels après la cure chirurgicale du cancer de l'estomac ; nous y reproduisons également une série de statistiques démontrant les progrès accomplis dans cette branche de la chirurgie.

Enfin, dans notre dernier chapitre, nous essayons d'établir la conduite à tenir, à l'heure actuelle, dans le traitement du cancer de l'estomac.

Grâce à l'extrême obligeance de MM. les docteurs Schlatter, de Zürich, et Richardson, de Boston, nous avons pu avoir des renseignements sur les suites éloignées de leurs opérations de gastrectomie totale. Nous les prions d'agréer nos remerciements pour l'intérêt qu'ils ont bien voulu prendre à notre travail.

M. le docteur Urbain Guinard, de Paris, nous a témoigné beaucoup de sympathie et nous a donné de précieux conseils. Par son intermédiaire, nous avons eu des nouvelles des opérés de M. le docteur Hartmann ; qu'il veuille bien croire à notre sincère gratitude.

CHAPITRE PREMIER

DIAGNOSTIC DU CANCER DE L'ESTOMAC — IMPORTANCE DU
DIAGNOSTIC PRÉCOCE

Tous les auteurs qui ont écrit sur le traitement chirurgical du cancer de l'estomac se sont efforcés de démontrer que la principale chance de succès réside dans le diagnostic fait de bonne heure, à une époque où les progrès du mal n'ont pas rendu illusoire et vaine toute tentative d'extirpation radicale. Les observations dans lesquelles le chirurgien a eu l'occasion d'opérer un cancéreux au début de son affection démontrent pleinement l'exactitude de cette affirmation. Toute intervention pratiquée sur un organe de l'économie envahi par le cancer a d'autant plus de chances de réussir, que le mal a poussé des racines moins profondes et moins étendues, autrement dit, toutes conditions égales d'ailleurs, un cancer précocement diagnostiqué et excisé est d'autant plus curable, que l'opération a été faite plus tôt. Cette loi, applicable à tous les cancers en général, ne souffre pas d'exception lorsqu'il s'agit du cancer de l'estomac.

Mais si, dans beaucoup d'organes, le néoplasme malin se traduit par des symptômes appréciables de bonne heure pour le sujet et pour le praticien, s'il est souvent possible d'inter-

venir à une période peu avancée du mal dans le cancer du sein,
du col de l'utérus, etc., cela tient à ce que les procédés d'investigation sont plus directs, la néoplasie est accessible au
doigt ou même à la vue, cela dépend, en un mot, de la facilité
plus grande du diagnostic. Le médecin, appelé à examiner un
sujet dont la maladie éveille l'idée d'une des localisations
précitées du cancer (sein, utérus, etc.), a son attention attirée
de suite vers une intervention possible ; comme, d'autre part,
les opérations sur ces organes sont d'une pratique plus cou-
rante et mieux entrée dans l'idée du public, il n'a pas de
peine à faire accepter une consultation avec un chirurgien,
ainsi que l'opération dès qu'elle est jugée utile.

Quand on a affaire à un cancer de l'estomac, nombreux sont
les obstacles qui empêchent le chirurgien d'intervenir de
bonne heure. Ils tiennent d'abord à la maladie elle-même, qui,
dans un grand nombre de cas, évolue de façon à ne point permettre un diagnostic ou même une présomption suffisante, de
cancer dans ses débuts ; d'autre part, il faut bien reconnaître
qu'en France particulièrement, l'idée n'est pas très accréditée,
parmi les médecins, de soumettre leur malade à une laparotomie quand le diagnostic de cancer peut être soupçonné. Nous
aurons occasion de le démontrer au cours de ce chapitre, le
diagnostic ferme de cancer de l'estomac est souvent impossible, et ce sont des présomptions seulement qui guident le
médecin. Or, le médecin et le chirurgien consciencieux tiennent plus à la confiance et à la reconnaissance de leurs malades qu'à l'accroissement du chiffre de leurs statistiques ; ils
ne suivent pas le précepte de Lidner, lorsqu'il conseille d'affirmer aux malades que le cancer existe et que l'opération les
guérira ou les améliorera. Ils préfèrent ne rien affirmer au-delà
de ce qu'ils savent d'une façon sûre : le malade étant prévenu
de la gravité de son état, le médecin lui montre, comme une

ressource, l'opération ; mais il ne lui laisse point ignorer que l'intervention, si elle peut être suivie d'un heureux résultat, n'en reste pas moins très grave. Quand le chirurgien intervient, il le fait avec la confiance et le consentement du patient.

Ainsi, l'opération est soumise au jugement du malade, dûment averti des avantages qu'il peut en retirer et des suites funestes que peut avoir l'évolution naturelle de la maladie. Mais, malgré les conseils et les avertissements, tous ne se laissent pas convaincre de la nécessité d'une opération, seule chance de retarder une issue fatale. Souvent, ils la refusent ; puis, quand les troubles dus à la présence de la tumeur, toujours croissante, rendent leur vie insupportable, ils se décident, enfin, à avoir recours au chirurgien : il est trop tard.

Tous ces éléments, confusion possible d'un cancer au début avec une affection simple de l'estomac, hésitation du médecin ou du malade à proposer et à accepter un traitement radical, font que le chirurgien est appelé souvent, alors qu'il n'est plus temps. Contre l'incertitude du médecin et du malade, il est possible de réagir; à l'heure actuelle, cette nécessité de soumettre à un examen plus attentif tout cancer de l'estomac susceptible de cure chirurgicale a été assez proclamée pour que l'attention des médecins soit fortement attirée dans ce sens. La résistance opposée par beaucoup de malades ira en diminuant aussi, surtout lorsque le choix des cas à opérer se faisant d'une manière plus judicieuse, les résultats opératoires étant plus satisfaisants encore, il sera connu de tous que la chirurgie du cancer de l'estomac améliore le sort des malheureux malades. En ce qui concerne le diagnostic du cancer de l'estomac, les développements qui vont suivre nous démontreront son extrême difficulté.

Nous allons passer en revue les différents symptômes du

cancer de l'estomac ; nous verrons les renseignements que le clinicien peut recueillir par lui-même, ceux que lui fournit le laboratoire ; enfin, ceux que donne au chirurgien la laparotomie exploratrice. Or, depuis les signes fournis par l'interrogatoire jusqu'à la laparotomie elle-même, il n'en est aucun qui, pris isolément, permette de porter un diagnostic précoce : aucun n'est pathognomonique.

1° Signes tirés de la clinique

Le médecin ne saurait accorder une grande valeur diagnostique à l'âge du malade. A l'époque où l'on divisait simplement les tumeurs en bénignes et malignes, on admettait comme élément différentiel entre les deux groupes la venue tardive des tumeurs malignes, dans la seconde moitié de la vie ; mais, aujourd'hui, l'âge du malade dans l'histoire des néoplasies a perdu de son ancienne importance. Sans doute, le cancer semble avoir une prédilection marquée pour la période de la vie comprise entre 40 et 50 ans ; mais combien fréquentes sont les tumeurs malignes observées avant cette époque, entre 30 et 40 ans, même entre 20 et 30 ans. Au-dessous de 20 ans, le cancer est une exception ; mais à cet âge on a surtout à soigner comme affections gastriques les dyspepsies des chloro-anémiques ou des tuberculeux, chez lesquels on ne pense jamais au cancer.

Une dyspepsie survenant chez un homme mûr, sans aucun antécédent morbide en particulier du côté de l'estomac, non éthylique surtout, doit être tenue pour suspecte et soumise à un examen attentif et approfondi.

Le genre de vie du sujet, son alimentation habituelle, doivent être notés : l'abus des aliments épicés, l'usage immodéré de l'alcool, du tabac, sont susceptibles de produire des troubles

2

dyspeptiques qu'il faut savoir ne pas prendre pour le début d'un carcinome.

Le traumatisme est souvent invoqué par le malade comme un antécédent auquel il rapporte tous ses maux ; cette question est jugée aujourd'hui, et l'on admet que ce facteur est incapable, à lui seul, de créer le cancer.

Quand le sujet soumis à l'examen médical présente uniquement des symptômes généraux d'amaigrissement avec perte des forces, dépérissement, sans aucun trouble local attirant l'attention sur les voies digestives, il est inutile d'insister sur le diagnostic de néoplasme gastrique qui se fait seulement à l'autopsie ; on a affaire alors à cette forme de cancer latent de l'estomac dont les exemples sont loin d'être rares dans la littérature médicale.

Quels sont les troubles gastriques par lesquels se manifeste ordinairement le cancer ? Ce sont d'abord des symptômes dyspeptiques dont l'ensemble traduit le ralentissement des fonctions sécrétoires et motrices de l'estomac.

L'appétit est très variable : tantôt, mais rarement, il persiste jusqu'à la fin sans modifications appréciables ; d'autres fois, il paraît exagéré, ce qui est exceptionnel encore ; le plus souvent, il est diminué dans de fortes proportions et fait même place à de l'anorexie complète. On a prétendu que le dégoût des matières grasses était un signe de début du cancer de l'estomac ; on le retrouve dans la pathologie du foie.

Les modifications de la soif sont aussi variables ; ce symptôme, par son exagération, pourrait renseigner sur l'existence d'une gastrectasie, sans en indiquer l'origine néoplasique.

De même les éructations, inodores, acides ou fétides, ne permettent pas de penser à un cancer plutôt qu'à une simple dyspepsie.

Le sens du goût est ordinairement altéré chez les cancéreux

de l'estomac ; cela tient sans doute à l'état saburral de leur langue, qui est ordinairement épaisse et chargée.

Les divers troubles que nous venons de signaler sont ceux de l'hypochlorhydrie, d'une façon générale, et leur coexistence peut aider le clinicien quand il s'agit de se prononcer entre un cancer et un ulcère simple, lequel s'accompagne surtout des symptômes de l'hyperchlorhydrie. Cependant, dans les cas où l'ulcère s'est greffé sur un catarrhe chronique de la muqueuse gastrique, les mêmes troubles dyspeptiques que dans le cancer lui font cortège et enlèvent à cet ensemble symptomatique toute sa valeur diagnostique.

Parmi les symptômes qui accompagnent l'évolution du cancer, il en est un sur lequel nous devons insister, à cause de sa fréquence et de ses caractères : c'est la douleur. Il est rare qu'elle fasse défaut ; mais il est impossible de lui assigner un type bien net. Son intensité est variable, mais elle atteint rarement les paroxysmes qui marquent l'évolution de la gastrite hyperchlorhydrique et de l'ulcère. Tantôt elle se présente sous la forme d'une pesanteur sourde sans siège bien déterminé avec sensation de plénitude gastrique. Quelquefois elle s'irradie, principalement vers le dos. Son siège est difficile à préciser exactement ; mais il est cependant possible, par un examen délicat, par un palper attentif et méthodique, de révéler un point où elle est plus intense ; c'est ordinairement au niveau même du néoplasme. La localisation du néoplasme peut, jusqu'à un certain point, être présumée par les caractères de la douleur. Ainsi, celui du pylore se manifeste souvent par des crampes violentes s'accompagnant de vomissements, celui de la paroi postérieure produit souvent des irradiations lombaires, celui de la paroi antérieure est le plus sensible au palper. La durée des douleurs dans le cancer est très variable ; elles cessent ou diminuent quand les aliments ont été rejetés ou qu'ils ont été déversés dans l'intestin. Le symptôme douleur se rencontre dans la plupart des affections de l'estomac, qu'il y ait excès ou insuffisance des sécrétions, que la motricité soit conservée ou diminuée : aussi ne peut-il à lui seul suffire à faire le diagnostic de cancer. Toutes les modalités qu'affecte la douleur du néoplasme se retrouvent dans d'autres maladies de l'estomac : ulcère, hyperchlorhydrie, gastralgie purement nerveuse, etc.

Un autre symptôme très commun est le vomissement ; pas plus que les autres, ce signe n'est caractéristique du cancer. Sa fréquence varie un peu avec le siège de la néoplasie ; on peut dire qu'il est la règle, quand cette dernière siégeant au pylore trouble le passage des aliments dans le duodénum et provoque les mouvements antipéristaltiques qui ont pour effet de rejeter au dehors le contenu gastrique. Si le cancer siège sur une des courbures ou sur une des faces, il peut se faire que les vomissements manquent totalement. La présence de la tumeur en ces points ne gêne pas la circulation des matières alimentaires, qui continuent à être déversées à travers le pylore. Cette inconstance des vomissements dans le cas où une tumeur gastrique est constatable parlerait en faveur de sa malignité, s'il faut en croire la théorie émise en particulier par Lande. D'après cet auteur, avant que tout signe de sténose apparaisse, il y a auto-intoxication par les produits que sécrète le cancer et paralysie du centre producteur des vomissements par l'intermédiaire de ces toxines. Cette opinion est peut-être ingénieuse, mais non démontrée. La quantité des matières vomies varie avec l'état de la dilatation de l'estomac et aussi avec l'état de la motricité gastrique. Quand l'organe est très dilaté, que les fibres musculaires ont perdu de leur tonicité, la poche se laisse distendre par les aliments ingérés ; lorsque ces derniers ont été accumulés quelque temps, l'estomac, impuissant à accomplir son rôle mécanique dans la digestion, se débarrasse de son contenu en le chassant au dehors. La quantité des matières vomies est donc en corrélation avec la dilatation gastrique et non avec la nature de la maladie.

On trouve dans les vomissements des débris alimentaires, du mucus et un élément important à l'étude duquel nous devons nous arrêter, le sang. Les vomissements de sang ou hématémèses vraies sont rares dans le cancer ; dans les cas où le processus néoplasique a rencontré et perforé quelque vaisseau important, le sang peut se répandre assez vite dans l'estomac, être rejeté sans avoir subi d'altérations bien notables, rutilant, avec les caractères des hématémèses dans l'ulcère, mais ces faits sont l'exception. Ordinairement l'hémorragie se fait lentement, à la manière d'un suintement, le sang reste en contact avec le contenu gastrique et est rejeté avec lui. Mais son séjour dans l'estomac l'a altéré, il a pris une coloration brun-noirâtre qui le fait comparer à de la suie, à du marc de café. Il ne faudrait pas en conclure que le vomissement marc de café soit un signe de cancer ; il signifie seulement que le sang s'est épanché goutte à goutte et qu'il a subi des altérations par son séjour dans l'estomac. Dans certaines gastrites chroniques où l'hémorragie affecte le même mode, le sang rendu a aussi ces caractères et cette coloration brune. La présence de sang dans les vomissements ne saurait toujours être établie par le simple examen à l'œil nu ; souvent il faut l'aide du microscope ou des réactifs pour révéler son existence.

Parmi les éléments que l'on peut trouver au milieu des matières vomies, il en est un dont la constatation constitue un excellent signe en faveur du cancer. Nous voulons parler des débris de muqueuse gastrique. On peut les obtenir, non seulement en attendant le vomissement spontané, mais en faisant prendre au malade en observation un repas d'épreuve, retiré ensuite à la sonde. Si parmi les éléments ainsi recueillis on rencontre des parcelles arrachées à la muqueuse, si l'examen microscopique permet d'y découvrir des éléments cellulaires cancéreux, le diagnostic ne saurait errer, on se trouve bien en présence d'un cancer de l'estomac. Voilà donc un signe pathognomonique à lui seul. Mais sa constatation permet d'affirmer que la tumeur ayant commencé à s'effriter est arrivée à un stade de son évolution assez avancé : le diagnostic ne saurait être dit précoce. D'ailleurs, souvent la découverte de ces éléments néoplasiques dans les vomissements a été précédée du diagnostic de tumeur gastrique, elle ne fait que préciser la nature de la tumeur. Or nous verrons ultérieurement que la présence nettement constatée de la tumeur comporte des hésitations au point de vue de l'intervention radicale.

En outre des symptômes dyspeptiques propres à la digestion gastrique, le cancer de l'estomac s'accompagne de troubles de la digestion intestinale qui traduisent l'état défectueux du fonctionnement de l'estomac, mais ne sauraient dire davantage. Il est rare que les fonctions de l'intestin restent normales ; elles sont troublées par l'apport des produits septiques élaborés par le cancer et, d'autre part, la digestion intestinale se ressent de la mauvaise élaboration du chyme gastrique. Irrégularité des selles, constipation le plus souvent, mœlena quelquefois, tels sont les signes par lesquels le cancer de l'estomac retentit sur l'intestin ; il est inutile d'ajouter que ces symptômes n'ont rien de propre au cancer et peuvent se retrouver dans toute dyspepsie gastro-intestinale.

L'interrogatoire du malade a attiré notre attention sur l'existence de troubles dyspeptiques, d'hématémèses, de douleurs gastriques, et tout de suite, ayant envisagé l'hypothèse d'un cancer, nous recherchons s'il est possible de trouver une tumeur de l'estomac. C'est qu'en effet ce signe, nettement constaté, est d'une grande importance pour le diagnostic.

Sa présence seule n'est pas pathognomonique de cette maladie et, d'autre part, sa constatation facile indique que le mal est déjà assez avancé ; il ne saurait plus être question d'un diagnostic précoce.

Certains chirurgiens même admettent que l'existence d'une tumeur palpable, facile à percevoir et à diagnostiquer, contre-indique toute tentative d'extirpation radicale. En procédant par odre, voyons comment on peut faire le diagnostic de la tumeur gastrique. Il y a plusieurs questions à résoudre dont la réponse est loin d'être facile : y a-t-il tumeur? Appartient-elle à l'estomac? Est-elle de nature cancéreuse?

L'inspection, qu'il faut toujours faire l'estomac étant vide, permettra quelquefois de diagnostiquer une saillie nettement définie au creux épigastrique ou au niveau du rebord costal gauche en particulier. Son siège varie avec celui du néoplasme, et suivant que celui-ci se trouve placé sur la petite courbure, sur la face antérieure ou sur la grande courbure, la tuméfaction qui en résulte et devient perceptible à l'œil se produit en des points différents de la région épigastrique. Si la tumeur est située profondément, au pylore ou sur la face postérieure, surtout si son développement est minime, l'inspection ne saurait fournir aucun renseignement.

La percussion donne des résultats sans importance pour le diagnostic de tumeur. Le vrai mode d'exploration, c'est la palpation. Quand le malade se prête bien à l'examen, les muscles de la paroi abdominale étant relâchés, on peut arriver parfois sur la tumeur et la délimiter assez bien. Il ne faudrait pas, d'après l'étendue de tumeur perceptible, vouloir diagnostiquer d'avance le volume de la néoplasie; on s'exposerait à des erreurs grossières.

Après une palpation consciencieuse de la portion accessible de la tumeur, si l'on pratique la laparotomie, le mal s'étend plus loin qu'on ne l'avait supposé; cette constatation a été faite par la plupart des chirurgiens. Il faut savoir aussi apprécier, par le palper, la mobilité de la tumeur. Ce sont,

en effet, les tumeurs libres, mobiles, qui offrent les plus grandes chances de succès opératoire, car l'absence d'adhérences
abrège de beaucoup l'opération et ne nécessite pas de grands
tiraillements et des blessures des organes voisins richement
vascularisés comme le foie et le pancréas. L'étude de la mobilité de la tumeur comprend plusieurs points ; il convient
d'observer l'action de la respiration sur la tumeur, sa manière
d'être suivant que l'estomac est vide ou plein : l'usage d'un
mélange effervescent pour amener une distension des parois
gastriques peut rendre des services ; on usera avec prudence
de ce mode d'investigation, car il est douloureux et présente
des dangers par suite des tiraillements assez brusques subis,
sous l'influence de la pression des gaz, par les tuniques de
l'estomac altérées ; en troisième lieu, il faudra se rendre compte
des mouvements que l'on peut imprimer à la tumeur en la sai-
sissant soi-même entre les mains.

A toutes ces méthodes simples de recherche clinique il
convient d'ajouter, sans y insister d'ailleurs, les procédés plus
compliqués et moins pratiques, tels la gastroscopie ou la radio-
graphie. Il faut se méfier du diagnostic de tumeur gastrique
fondé sur l'examen radiographique, ainsi que le prouve le cas
suivant. Une malade de Sonenburg souffrait depuis longtemps
de l'estomac, et, après examen radiographique, on crut pouvoir
conclure à la présence d'une tumeur. Sur les instances de la
famille une laparotomie fut pratiquée qui fit constater l'état
parfaitement sain de l'estomac et de l'intestin (Société des
Chirurgiens de Berlin, 14 février 1898).

Après avoir mis en pratique tous les modes d'investigation
précédemment décrits, nous sommes arrivé à cette conviction qu'il existe au niveau de la région gastrique une tumeur.
Appartient-elle à l'estomac? Tel est le second point à traiter.
C'est par une démarcation aussi nette que possible de la
tumeur, par une étude de ses connexions avec les organes

voisins (foie, côlon, rein, etc.), par l'examen approfondi des symptômes concomitants, qu'il est possible d'arriver au diagnostic de tumeur gastrique.

Pour établir que c'est un cancer, l'examen objectif seul est insuffisant. Il faut tenir compte du mode de développement de la néo-formation, de la durée de son évolution, de l'existence des douleurs et surtout analyser soigneusement le mode de réaction de cette tumeur quand on procède à une palpation méthodique. On admet, en effet, que les néoplasies périgastriques d'ordre purement inflammatoire et qui donnent au palper la sensation de néoplasme gastrique, sont beaucoup plus sensibles que les tumeurs malignes : une vive douleur est réveillée par une palpation légère et superficielle, ce qui n'a pas lieu dans le cancer.

L'existence d'une tumeur est, en somme, un des meilleurs signes en faveur du cancer de l'estomac ; sa présence affermit le diagnostic, mais ce symptôme manque souvent et de plus, s'il apparaît, c'est à une période déjà avancée du mal. Dans l'étude de ce diagnostic, il faut compter aussi avec la possibilité de tumeurs périgastriques, accompagnées de troubles dyspeptiques, d'amaigrissement qui en imposent pour un cancer de l'estomac.

Qu'il nous soit permis à ce propos de rapporter une observation inédite où une tumeur, probablement inflammatoire, fut prise pour un cancer de l'estomac. Pendant notre internat chez M. le médecin-principal Bablon, en 1895, nous eûmes l'occasion de voir dans son service un malade, âgé de 35 ans environ, qui présentait toute la symptomatologie du cancer de l'estomac : douleurs gastriques sourdes et continues, vomissements fréquents, parfois striés de sang, dépérissement progressif, tumeur épigastrique très perceptible assez nettement limitée, douloureuse à la pression. Le malade faisait partie, comme sous-officier, de la garnison de Montpellier ; il était marié, menait une vie assez régulière, mais accusait un peu d'éthylisme. Nous l'avions connu deux ans avant, à la caserne, et avions pu juger de l'état excellent de sa santé. Quand il vint à l'hôpital, nous eûmes grand'peine à le reconnaître, tellement il était changé. Il était malade depuis 8 à 10 mois environ ; à la suite de troubles gastriques mal définis, s'étaient établis de fréquents vomissements, bientôt suivis de l'apparition d'une tumeur à l'épigastre. M. le professeur Grasset, consulté avant l'entrée du malade à l'hôpital, avait porté le diagnostic de cancer de l'estomac : ce fut aussi l'avis de M. le principal Bablon. On institua un traitement symptomatique dirigé contre la douleur et les vomissements ; le régime lacté fut seul autorisé. Le sujet, qui avant sa maladie était très fort et très vigoureux, avait conservé, en dépit de son amaigrissement, un état général relativement assez bon. Malgré le traitement, son état ne paraissait pas s'améliorer et l'insuccès de la thérapeutique paraissait bien confirmer le diagnostic de cancer. A ce moment, si l'on avait parlé à la famille d'une opération, elle eût été acceptée sans difficulté ; l'état de résistance suffisant du malade, le peu d'efficacité du traitement médical pouvaient bien indiquer une intervention sinon radicale du moins palliative, une gastro-entérostomie par exemple, pour combattre les vomissements et la douleur.

A la suite de circonstances indépendantes du service médical, le malade fut obligé de quitter l'hôpital et s'en alla vivre dans les Alpes. Or ce sujet a parfaitement guéri ; nous l'avons revu depuis dans un état de santé aussi florissant que jadis avant sa maladie. Voilà donc un cas bien net, où les symptômes cliniques du cancer de l'estomac se trouvaient réunis, y compris la tumeur, et qui a guéri très simplement, sans opération. Si l'on avait pratiqué chez lui une résection pylorogastrique et que l'on se fût contenté du diagnostic clinique sans demander un examen anatomo-pathologique des pièces enlevées, ce cas serait considéré comme un exemple remarquable de guérison du cancer, en admettant que le malade n'eût point succombé à l'intervention.

La constatation d'une tumeur épigastrique n'est pas le seul signe que le clinicien puisse tirer de l'examen objectif. Nous savons la fréquence du retentissement des affections cancéreuses sur le système ganglionnaire en des points même qui ne sont pas l'aboutissant direct des vaisseaux lymphatiques efférents de l'organe atteint. Dans le cancer de l'estomac, il n'est pas rare d'observer une adénopathie cervicale, en particulier dans le creux sus-claviculaire du côté gauche. Le ganglion envahi dans cette région est souvent difficile à déceler ; mais sa constatation est un bon signe en faveur de la néoplasie gastrique quand d'autres symptômes ont dirigé les investigations de ce côté. On a fait remarquer que, dans des affections non cancéreuses, des adénopathies cervicales d'ordre inflammatoire pouvaient donner le change et faire croire à un néoplasme gastrique, alors qu'il y a seulement une affection bénigne. Il est impossible de se rendre compte, par la palpation, si l'on a affaire à une métastase cancéreuse véritable, ou si l'on se trouve en présence d'une simple tuméfaction inflammatoire. L'adénopathie peut accompagner des troubles gastriques chez des tuberculeux, chez des syphilitiques à qui le traitement spécifique interne aura fatigué l'estomac ; il ne faudrait donc pas, sur ce seul symptôme ajouté à des troubles dyspeptiques, conclure au cancer. A lui seul il n'est pas pathognomonique, et, d'autre part, sa présence exclut l'idée de diagnostic précoce ; car, à cette période, les ganglions en relation plus intime avec l'estomac sont déjà envahis et rendent illusoire, par leur présence, une tentative de cure radicale. Cette question de l'importance des adénopathies supra-claviculaires dans les affections de l'estomac a été traitée dans une revue générale d'Echler, qui résume les travaux français et étrangers parus sur la question et reconnaît à ce signe une certaine importance pour le diagnostic différentiel du cancer de l'estomac. Nous insisterons seulement sur l'apparition tardive de ce symptôme, ce qui ne permet pas de l'utiliser dans la recherche d'un diagnostic précoce.

Il est d'autres indications tirées de l'analyse des urines, de l'examen du sang, que nous étudierons en détail au moment où nous nous occuperons des renseignements fournis au clinicien par le laboratoire. Les œdèmes que l'on rencontre chez les cancéreux ne peuvent guère permettre un diagnostic précoce, car ils surviennent ordinairement à une époque de cachexie plus ou moins avancée. Ceci nous amène à parler des signes tirés de l'état général ; l'amaigrissement et la dénutrition traduisent le défaut de fonctionnement du ventricule gastrique, la mauvaise élaboration des matières soumises à la digestion, l'insuffisance de l'apport des aliments par suite des vomissements. Ces symptômes sont en rapport avec la dyspepsie ou avec les troubles mécaniques ; ils sont, dans une certaine mesure, indépendants de la maladie qui les produit. Sans doute, le cancer amène de la dyspepsie, des vomissements souvent rebelles à la thérapeutique ; malgré les soins dont on l'entoure, le malade continue à dépérir, et c'est l'insuccès du traitement médical bien réglé et bien suivi qui confirme parfois le diagnostic de cancer. Mais on peut bien dire qu'à cette période, le cancer n'est plus justiciable de l'intervention curative.

Parvenu à un stade plus ou moins avancé de son évolution, le cancer donne naissance à cette cachexie spéciale bien connue des cliniciens, avec coloration jaune-paille des téguments, émaciation, etc., signes qui permettent presque un diagnostic à distance ; cette cachexie cancéreuse est le plus souvent tardive. Cependant, il est bon de faire observer que, dans quelques cas, le teint jaune-paille a pu s'observer chez les sujets dont la lésion cancéreuse était encore jeune et curable, comme l'ont démontré les bons résultats de l'opération. C'est la cachexie et l'affaiblissement de l'individu qui excluent l'idée de diagnostic précoce.

Nous avons ainsi passé en revue les différents éléments dont le clinicien dispose pour faire, au lit du malade, le diagnostic de cancer de l'estomac ; nous avons montré qu'aucun de ces symptômes n'est, à lui seul, suffisant pour entraîner une conviction entière, que la réunion de plusieurs signes des plus caractéristiques permet seulement une présomption en faveur du cancer, car cette maladie peut être simulée par d'autres affections gastriques avec lesquelles il est possible de la confondre. Quand le médecin a cru pouvoir diagnostiquer un cancer de l'estomac, s'il existe des doutes dans son esprit, ce qui est fréquent, et si, en particulier, le cas paraît susceptible d'une opération, il sera toujours bon de demander au laboratoire les renseignements utiles qu'il peut fournir sur la question. La chimie biologique et l'anatomie pathologique pourront donner à la clinique d'utiles indications. Il conviendra seulement de mener de front ces études clinique, chimique et anatomo-pathologique, afin de réunir assez vite leurs données, avant d'appeler le chirurgien.

2° Renseignements fournis par les recherches de laboratoire

Nous allons, en premier lieu, exposer l'état des fonctions gastriques chez les cancéreux de l'estomac et les renseignements diagnostiques qui en découlent ; plus loin, nous verrons le parti que l'on peut tirer du microscope et de l'analyse des urines.

On considère généralement, en étudiant le chimisme gastrique dans le cancer de l'estomac, les modifications apportées à la sécrétion de l'acide chlorhydrique libre, de la pepsine, du labferment même, et au pouvoir absorbant de la muqueuse ; on insiste enfin sur la production d'acide lactique.

Un des symptômes auxquels les chimistes accordent une grande importance est la disparition de l'acide chlorhydrique libre du suc gastrique. C'est une règle généralement admise que, dans le cancer de l'estomac, la sécrétion de l'acide chlorhydrique diminue, l'acide libre finit souvent par disparaître ; on peut même se demander s'il n'y a pas diminution de celui qui normalement est à l'état de combinaison. Lorsque des troubles gastriques appelant le diagnostic clinique de cancer ont engagé à faire un examen du chimisme gastrique après un repas d'épreuve, si l'on constate la disparition de l'acide chlorhydrique libre, les présomptions en faveur du cancer s'accentueront. Ce signe est en rapport avec la diminution du fonctionnement de la muqueuse de l'estomac ; plus le catarrhe qui accompagne l'évolution du cancer aura envahi la muqueuse, et moins le chimiste devra trouver d'acide chlorhydrique. Ce symptôme peut être assez précoce. D'autres fois, au contraire, il manque totalement et durant toute la maladie ; à quoi cela peut-il tenir ? C'est que le cancer affecte la forme de nodules nettement circonscrits qui laissent la muqueuse intacte autour d'eux, ou bien que le cancer s'est greffé sur un ulcère. Les cas de persistance de l'acide chlorhydrique libre ne sont pas rares, bien loin de là ; aussi la présence de cet acide ne saurait-elle être invoquée comme une preuve contre le cancer.

L'absence d'acide chlorhydrique ne peut pas également être donnée comme un signe absolu de cancer ; car toute dyspepsie hypochlorhydrique avec altération et destruction de l'élément glandulaire sécréteur peut aboutir à l'anachlorhydrie. En résumé, si l'absence ou la diminution d'acide chlorhydrique peuvent être prises en considération dans le diagnostic différentiel du cancer quand elles coexistent avec d'autres signes de cette maladie, à elles seules elles ne sauraient prouver le cancer. De même la présence d'acide libre ne permet pas de rejeter l'idée de tumeur maligne.

Ce que nous venons de dire dans le paragraphe précédent pourrait être appliqué à peu près exactement à la pepsine. Si dans la plupart des cas sa sécrétion est diminuée, cela tient aux altérations de la muqueuse de l'estomac plus qu'au cancer lui-même. C'est un bon signe dont on peut contrôler la présence ou l'absence, mais qui est insuffisant à lui seul pour entraîner une conviction. On a admis également que le lab-ferment disparaissait dans le cas de cancer de l'estomac ; sans doute son existence est liée aux modifications qui se passent du côté de l'organe sécréteur et ce signe n'est d'aucune utilité pratique dans le diagnostic précoce du cancer.

Le pouvoir d'absorption de la muqueuse gastrique, qui normalement n'est pas très considérable, puisque ce rôle est surtout dévolu à l'intestin, subit-il, dans le cas de cancer, des modifications qui puissent intéresser le biologiste et aider au diagnostic? Pour l'apprécier, il suffit de faire prendre au malade une solution d'iodure de potassium et de rechercher au bout de combien de temps il est possible de déceler sa présence dans l'urine. Nous ne nous arrêterons pas à discuter l'infidélité de ce procédé : des altérations hépatiques, rénales, peuvent retarder l'évolution de ce produit dans l'économie ; enfin, point capital, le pouvoir absorbant de la muqueuse est en rapport avec son intégrité, et toute dyspepsie s'accompagnant de lésions graves de la muqueuse aura comme corollaire un trouble dans l'absorption gastrique.

Nous devons maintenant nous occuper d'un signe sur l'importance duquel on a beaucoup insisté pour asseoir le diagnostic de cancer de l'estomac ; nous voulons parler de la constatation d'acide lactique libre dans le contenu gastrique. On a admis que ce symptôme avait une très grande valeur et qu'il était presque spécifique du cancer. Mais cette opinion a été reconnue excessive ; l'on ne saurait poser en axiome que la présence d'acide lactique dans l'estomac doit faire admettre l'idée de cancer. Que faut-il, en effet, pour que cet acide lactique prenne naissance? On reconnaît généralement deux conditions de première importance : l'absence d'acide chlorhydrique libre et un trouble de la motilité gastrique qui a rendu l'organe paresseux, insuffisant à remplir son rôle mécanique. A ces deux conditions, il faut, suivant certains auteurs, en ajouter une autre, c'est une diminution dans la digestion par l'estomac des substances albuminoïdes. Lorsque ces trois facteurs se trouveront réunis, quelle que soit d'ailleurs la cause de leur coexistence, il y aura mise en liberté d'acide lactique. On a pu, dans des cas de sténoses bénignes du pylore, de gastrites chroniques, retrouver cet acide dans l'estomac. Dans deux observations où l'analyse chimique avait été faite et avait démontré l'existence d'acide lactique libre dans l'estomac, l'autopsie permit de constater qu'il s'agissait, dans un cas, d'anémie pernicieuse et, dans le second, d'une péritonite par perforation à la suite d'une pérityphlite (Lindner). Les affections d'organes voisins retentissant sur l'estomac peuvent amener des troubles dyspeptiques avec mise en liberté d'acide lactique. Lindner signale la possibilité de ce symptôme dans certaines dyspepsies liées à des affections du foie, du rein, du cœur.

En ce qui concerne la fréquence de l'acide lactique dans le cancer de l'estomac, les estimations varient de 60 à 90 0/0 des cas suivant les auteurs. Ce signe n'est pas propre au cancer, et de plus il survient tardivement dans le cours de cette maladie. Il est rare que la présence de l'acide lactique dans le cancer de l'estomac soit un signe de début ; aussi ne saurions-nous compter sur ce symptôme pour établir un diagnostic précoce et c'est le but que l'on poursuit quand on essaie, à l'aide des

ressources du laboratoire, de confirmer les présomptions de la
clinique.

Le microscope peut rendre d'utiles services dans cette
recherche ; nous avons vu, en étudiant le symptôme vomissement, qu'il était parfois possible de trouver, au milieu des
matières vomies ou retirées à la sonde, des débris de la
tumeur dont l'examen microscopique révèle la nature cancéreuse ; mais nous avons insisté sur ce fait important que la
désagrégation du néoplasme se produit à une période avancée
de son évolution, où le retentissement sur les organes voisins
et sur les ganglions ne permet plus de parler de diagnostic
précoce.

Grâce au microscope l'on peut encore déceler la présence
dans le contenu de l'estomac de ces bacilles longs, immobiles,
à qui l'on avait voulu faire jouer un rôle diagnostique important (Boas et Oppler). Il a été démontré que leur présence n'a
rien de caractéristique ; c'est surtout dans les cas de fermen-
tation lactique intense qu'on les a signalés ; cependant ils ont
été retrouvés même dans du chyme gastrique renfermant de
l'acide chlorhydrique libre.

L'examen du sang des cancéreux a depuis longtemps
préoccupé les anatomo-pathologistes ; dans le cas de cancer
gastrique, en particulier, on pensait y trouver un élément de
différenciation avec l'ulcère.

On a étudié le poids spécifique du sang, son degré d'alca-
linité, sans y trouver d'ailleurs un élément diagnostique
appréciable ; on a invoqué la diminution de l'hémoglobine
comme un bon signe en faveur du cancer ; il faut y voir
surtout un résultat de la dénutrition générale du sujet plutôt
qu'une conséquence de la tumeur maligne.

Les recherches ont porté sur la leucocytose ; elle a paru
diminuée ou supprimée chez les cancéreux de l'estomac.
Cependant ces deux termes ne sauraient être considérés comme

3

allant ensemble, et la diminution de la leucocytose n'est pas
forcément liée au cancer ; elle a été observée dans des affections bénignes de l'estomac. On a encore cru trouver dans
le sang des cancéreux, des globules rouges nucléés. Jez,
dans un article assez récent, écrit : « L'on ne trouve dans
l'examen du sang aucune altération assez caractéristique pour
pouvoir établir d'après elle un diagnostic ferme ».

L'examen des urines peut donner quelques renseignements
utiles, mais non absolument probants. L'hypoazoturie dans le
cancer est bien connue, et sans vouloir lui attribuer la valeur
que Rommelaere avait attachée à ce symptôme, il nous semble
cependant que « dans les cas où les symptômes classiques
sont insuffisants à établir le diagnostic différentiel du cancer
de l'estomac et des autres affections de cet organe, il faut,
sans négliger les divers procédés d'investigation récemment
proposés (recherche de l'adénopathie sus-claviculaire, de la
leucocytose, et de l'acide chlorhydrique libre) accorder au
chiffre de l'azoturie quotidienne une importance diagnostique
toute spéciale (Rauzier) ».

3° La Laparotomie exploratrice

Le médecin, après avoir utilisé tous les éléments que lui
fournissent la clinique et le laboratoire, restera bien souvent
hésitant devant le diagnostic ; aucun signe ne lui permettra
d'affirmer, en toute sécurité, qu'il s'agit d'un cancer de l'estomac. S'il attend, de l'évolution ultérieure, des éclaircisse-
ments, peut-être ses présomptions seront-elles de plus en
plus proches de la certitude, mais cela, au détriment du malade dont la lésion ne fait que s'aggraver.

Lorsque le diagnostic de cancer semblera probable, que le
sujet, à une époque peu avancée de son mal, paraîtra en état
de supporter une intervention, le médecin devra demander

l'assistance du chirurgien, en faisant ressortir aux yeux du malade la nécessité et les avantages d'opérer de bonne heure.

La laparotomie exploratrice fournit un moyen de constater *de visu* l'existence de la tumeur stomacale ; elle renseigne sur son siège, sur ses limites, sur ses connexions avec les organes de voisinage ; par elle, on peut se rendre compte des métastases ganglionnaires. Mais, bien souvent, l'abdomen une fois ouvert, il est encore impossible d'affirmer que l'on a affaire au cancer. Quand le diagnostic, établi sur la symptomatologie clinique, permet le doute entre le cancer et l'ulcère, la laparotomie ne peut pas toujours trancher la question. Dans les deux cas, il y a tumeur gastrique ; on trouve des adhérences dans les deux formes de néoplasies ; les renseignements fournis par la palpation de la tumeur ne sont pas probants en faveur de sa nature bénigne ou maligne.

S'il y a métastase ganglionnaire, l'idée de cancer devient plus ferme ; mais cette existence des adénopathies n'est-elle pas un argument contre l'acte opératoire curatif? Quoi qu'il en soit, l'on ne peut pas dire que la laparotomie exploratrice donne un moyen de diagnostiquer à coup sûr le cancer de l'estomac.

Il est un procédé d'exploration que nous laissons volontairement de côté, parce que la démonstration de son insuffisance est trop claire après ce que nous avons dit de la laparotomie : nous voulons parler de l'examen local sous anesthésie générale.

La résistance des parois abdominales se trouve vaincue et ne masque plus la présence d'une tumeur dont la recherche et l'exploration eussent été impossibles à l'état de veille.

L'anesthésie permet d'acquérir la notion de tumeur gastrique dans certains cas où cette constatation n'avait pas été possible chez le sujet éveillé, et ajoute parfois une nouvelle preuve aux présomptions que faisaient naitre l'examen clinique et les données du laboratoire.

Nous avons passé en revue tous les symptômes par lesquels se traduit le cancer de l'estomac. Nous avons successivement vu à l'œuvre, dans la recherche du diagnostic, le médecin, le chimiste, l'anatomo-pathologiste, le chirurgien. On objectera, sans doute, que soumettre un malade à tant d'investigations peut paraitre ennuyeux et fatigant pour le patient. Avant de faire intervenir le chirurgien, les recherches peuvent être menées de front, simultanément et rapidement ; en peu de jours il est possible d'étudier la symptomatologie clinique, les modifications du chimisme gastrique, de faire l'examen des urines, etc., de façon à rassembler un faisceau de preuves suffisant pour amener la conviction de tumeur maligne ; à ce moment, et sans retard, le chirurgien doit être appelé.

La conclusion de ce chapitre consacré au diagnostic du cancer de l'estomac est donc peu rassurante, puisque l'étude détaillée des différents signes de la maladie, l'exposé circonstancié des modes d'investigation les plus variés ne nous a pas fait découvrir un seul symptôme, une seule méthode permettant d'arriver à un diagnostic précoce ; or, tout le succès de la cure chirurgicale du cancer de l'estomac est dans cette proposition : opérer de bonne heure.

CHAPITRE II

OPÉRATIONS CURATIVES ET OPÉRATIONS PALLIATIVES. — PROCÉDÉS
D'ANASTOMOSE GASTRO-INTESTINALE APRÈS LA RÉSECTION.

Le traitement chirurgical du cancer de l'estomac peut être
curatif ou palliatif. Le premier a pour but de supprimer radicalement la lésion, il est suivi parfois de très longues survies,
véritables guérisons ; le second sert à combattre certains
symptômes en laissant subsister le cancer ; il soulage souvent
mais ne guérit jamais. Nous ne voulons pas décrire ici en détail
la technique de chacune des opérations dirigées contre le cancer de l'estomac, mais seulement donner une idée générale des
deux modes de traitement. A propos de la cure radicale en
particulier nous insisterons sur les procédés d'anastomose,
nous en montrerons les différentes modalités, car c'est d'après
le procédé d'abouchement gastro-intestinal que nous classe-
rons plus tard nos observations cliniques.

Supposons en premier lieu que le cancer soit justiciable du
traitement radical, la résection faite, trois procédés anastomotiques sont à la disposition du chirurgien. S'il veut conserver la continuité directe du duodénum avec l'estomac, après
avoir rétréci l'ouverture gastrique de façon à lui donner des
dimensions en rapport avec la section duodénale, il abouchera
directement ces deux organes l'un à l'autre, créant ainsi une
anastomose termino-terminale. Ainsi fit Péan dans sa première

pylorectomie ; ceux qui suivirent, Rydygier, Billroth, Wölfler, imitèrent sa manière de faire ; ce procédé, qui jouit encore d'une grande faveur auprès de beaucoup de chirurgiens, constitue la pylorectomie typique ou procédé de Billroth, première manière. Pour rappeler le nom de celui qui l'a créé et de ceux qui l'ont surtout appliqué au début, il est parfois désigné sous le nom de procédé de Péan-Billroth-Wölfler.

Nous ne nous attarderons pas à énumérer les critiques qu'on lui a adressées, à exposer ses méfaits ou ses avantages. On a admis que dans les cas où la résection pylorogastrique a été fort étendue, surtout du côté du duodénum, vouloir suturer quand même les deux tranches gastrique et duodénale bout à bout, c'est courir à un insuccès. Les tiraillements qui résultent de ce défaut d'adaptation entre les deux organes trop distants amènent des déchirures au niveau de leur réunion, les points de suture trop tendus forment du sphacèle, il y a des « fuites » au niveau du nouveau pylore et production d'une péritonite septique : la superposition de plusieurs plans de sutures ne prévient pas toujours cet accident fatal. Cependant on a pu avec succès réséquer des portions d'estomac mesurant plus de 12 centimètres, avec anastomose termino-terminale consécutive, sans inconvénient pour le malade ; l'étude de la statistique de Kappeler est intéressante à ce point de vue : dans un cas il enleva 16 centimètres d'estomac sur la petite courbure et 19 centimètres sur la grande courbure. Dans les cas de résection totale de l'estomac l'abouchement termino-terminal a été réalisé avec succès.

Un autre inconvénient du procédé de Péan, c'est la reproduction des troubles de sténose pylorique dès l'apparition d'une récidive cancéreuse. Le plus souvent, en effet, quand le cancer se reforme, il évolue au niveau des surfaces précédemment sectionnées et suturées ; aussi le pylore de néoformation est-il exposé à mal fonctionner après une période d'accalmie plus ou moins longue.

Le procédé d'anastomose que nous venons d'exposer respecte la lumière du duodénum et celle de l'estomac (sauf la suture destinée à rétrécir cette dernière) ; dans celui que nous allons étudier maintenant, après résection, le duodénum reste ouvert et la section gastrique est absolument close ; cela fait, on pratique dans la paroi de l'estomac (en arrière de préférence) une ouverture dans laquelle on abouche et on suture le duodénum. C'est un procédé d'anastomose termino-latérale, dû à Kocher, qui l'employa pour la première fois en 1890. Depuis lors, il a été souvent pratiqué malgré de nombreuses critiques, et les résultats favorables qu'il a donnés, entre les mains de son auteur en particulier, le font classer comme un bon procédé. A la condition que le duodénum ait été respecté par le cancer (ce qui est la règle, car le néoplasme s'étend peu du pylore vers l'intestin alors qu'il gagne rapidement vers l'estomac) la gastroduodénostomie de Kocher permet avec succès l'anastomose du duodénum et de l'estomac dans des cas où l'on pourrait craindre de ne pouvoir faire l'anastomose termino-terminale sans danger pour la solidité et la résistance de la suture.

Le chirurgien a enfin à sa disposition une troisième méthode d'anastomose, dite procédé de Billroth (deuxième manière), ou anastomose latérale. Voici en quoi elle consiste. La résection achevée, le bout gastrique et le bout duodénal sont fermés par une suture continue, bien hermétique, puis on fait une gastro-entérostomie. Dans le procédé tel que Billroth l'exécutait primitivement, l'union de l'estomac à l'intestin se fait suivant le mode de Wölfler, par une gastro-entérostomie antérieure. On peut employer un autre procédé que celui de Wölfler, on n'en fait pas moins, comme Billroth, une anastomose latérale. Ce procédé, qui dans la pensée de son auteur devait servir quand la pylorectomie typique est impossible, a été adopté ensuite comme un procédé applicable à tous les cas. On lui reconnaît l'avantage d'assurer le passage des aliments de l'estomac dans l'intestin, alors même qu'une récidive se produit. Il est rare, en effet, que celle-ci ait lieu au niveau de la bouche gastro-intestinale dont les bords ont été pris dans du tissu sain.

Parmi les nombreux procédés d'union gastro-intestinale qui ont été proposés et dans les détails desquels nous n'entrerons pas, il convient de signaler, pour le rejeter, le procédé, dit en raquette, de Von Hacker, dans lequel la partie inférieure de la branche gastrique servait pour l'abouchement avec l'intestin.

Il y a, en somme, deux opérations à faire, quand on adopte l'anastomose latérale : une résection pyloro-gastrique et une gastro-entérostomie. Or, il est possible de décomposer cette double opération de façon à la faire en intervertissant l'ordre des deux actes opératoires, en une même séance, ou bien en laissant entre la gastro-entérostomie primitivement faite et la résection, un intervalle de temps variant de quinze jours à trois mois, suivant les auteurs. S'il est possible, dès le début de l'opération, de se rendre un compte exact de sa marche probable, des obstacles que l'on va rencontrer, si l'on est sûr de la résistance du sujet, il est préférable de faire la résection en premier lieu : c'est la conduite ordinairement adoptée.

On a recommandé de débuter par la gastro-entérostomie dans les cas limites entre le traitement curatif et le traitement palliatif ; de cette façon on peut terminer l'opération plus vite, tout en donnant au patient le maximum de soulagement et cela dans les cas où un incident troublerait la marche de l'opération, où le malade paraîtrait affaibli par sa longue durée. Si, la gastro-entérostomie achevée, la résection paraît pouvoir se faire sans danger, on l'exécute aussi rapidement que possible. L'inconvénient de cette manière de procéder est que les manœuvres opératoires de la résection risquent de compromettre la suture gastro-intestinale, ce qui nécessite beaucoup de surveillance de ce côté.

Les deux modes d'opérer que nous venons d'exposer comportent une seule séance. Après Tuholske qui, le premier, pratiqua, en deux fois, l'opération de Billroth (deuxième manière), on a proclamé les bons effets que l'on peut attendre de la résection d'un néoplasme gastrique chez un sujet antérieurement soumis à la gastro-entérostomie. Lorsque le malade, après la laparotomie, présente une lésion assez limitée, susceptible d'une extirpation radicale, mais que son état de dénutrition, d'amaigrissement, conséquence d'une alimentation insuffisante le plus souvent, ne lui permet pas de faire tous les frais de l'opération, il est préférable de s'en tenir à une gastro-entérostomie dans la première séance. Dès que l'alimentation est possible, on tonifie le malade et, profitant du relèvement des forces qui accompagne la gastro-entérostomie à la suite d'une meilleure utilisation des matières alimentaires, on fait, dans une deuxième séance, la résection de la tumeur cancéreuse. De cette façon, on a pratiqué deux opérations dont la première est relativement bénigne par elle-même et dont la seconde, rendue plus courte du temps qu'il aurait fallu mettre à faire la gastro-entérostomie, a été faite chez un sujet plus valide et plus en état de résister qu'au moment de la première intervention.

Tels sont les procédés d'anastomose employés aujourd'hui dans la cure radicale du cancer de l'estomac ; que l'anastomose soit termino-terminale, termino-latérale ou latérale, il faut, après la résection de la partie malade, réunir l'estomac et l'intestin. Quel procédé de suture convient-il d'employer ? Beaucoup de chirurgiens font une suture continue à trois plans, c'était le procédé primitif de Billroth, encore vanté par Von Hacker, qui lui attribue ses succès opératoires. Kocher prône la suture continue à deux plans, qui est aussi employée par Krönlein, par Carle, etc., et, en France, par Doyen. On s'est servi des boutons anastomotiques, de celui de Murphy en particulier ; dans quelques rares cas, on a utilisé les anneaux en catgut de Abbe (W. Bull et Tuholske), les plaques en os décalcifié de Senn (Rawdon, Jesset, Morisson). Signalons encore le procédé d'écrasement de Doyen ; il consiste à écraser, à une certaine distance de la tumeur, le duodénum et l'estomac, à placer une ligature en masse sur le sillon d'écrasement et, après section, à enfouir le moignon sous une suture en bourse : c'est là un procédé d'occlusion assez rapide.

Nous n'entrerons pas dans de longs développements sur le traitement palliatif du cancer de l'estomac ; ce n'est qu'accidentellement que nous effleurons ce sujet.

Le traitement palliatif du cancer de l'estomac comprend, à l'heure actuelle, deux opérations principales : la gastro-entérostomie, de beaucoup la plus usitée, et l'exclusion du pylore, dont les exemples sont encore trop peu nombreux pour permettre de tirer des conclusions bien absolues sur la valeur de ce procédé appliqué au cancer de l'estomac.

La gastro-entérostomie a pour but d'établir entre l'estomac et l'intestin une communication permettant le libre passage des aliments du ventricule gastrique dans la portion suivante du tube digestif. Il y a lieu de s'occuper, en conséquence, du choix de l'emplacement où doit être créée cette anastomose, tant sur l'intestin que sur l'estomac. On est d'accord, aujourd'hui, pour admettre que le jéjunum est le point d'élection du côté de l'intestin. A une époque antérieure, on a cru pouvoir prendre la première anse intestinale venue pour la faire communiquer avec l'estomac. Cette méthode, qui allait contre les règles élémentaires de la physiologie, n'a pas été suivie.

Du côté de l'estomac, il est possible de créer une ouverture anastomotique sur la face antérieure ou sur la face postérieure.

Wölfler, qui, le premier, pratiqua la gastro-entérostomie, s'adressa à l'anastomose antérieure, d'où le nom de gastro-entérostomie antérieure de Wölfler, qui est resté attaché à ce mode opératoire. A l'heure actuelle, on tend à considérer ce procédé comme une méthode de débutants et, cependant, ceux qui l'ont employé et le délaissent pour en choisir un autre, sont obligés de reconnaître ses avantages. La gastro-entérostomie postérieure de Von Hacker est plus en vogue aujourd'hui que la méthode de Wölfler. Comme son nom l'indique, elle a pour but de créer une ouverture entre une anse intestinale, le jéjunum de préférence, et la face postérieure de l'estomac.

Quel que soit le procédé employé, le but du chirurgien étant d'assurer, par son opération, le passage facile des aliments de l'estomac dans l'intestin sans que les nouveaux rapports entre ces deux organes amènent des modifications physiologiques notables, susceptibles de modifier les phénomènes de la digestion, il faudra que, l'anastomose une fois établie, les matières circulent normalement de l'estomac dans la portion de l'anse intestinale allant vers l'iléum ; le passage des aliments dans le bout duodénal, leur reflux dans le ventricule gastrique, l'écoulement de la bile dans l'estomac, devront être soigneusement prévus et évités. Toutes ces conditions du bon fonctionnement de la nouvelle bouche gastro-intestinale ont été réalisées peu à peu par des modifications apportées aux procédés primitifs. Ainsi l'on a pratiqué le renversement en boucle de l'anse jéjunale (Rockwitz), disposition qui fait tourner le bout périphérique de l'anse anastomosée vers le pylore. Le sens des mouvements péristaltiques de l'estomac et de l'intestin est le même, grâce à cette disposition et les aliments cheminent de l'estomac vers l'iléum à travers le jéjunum. Un autre procédé consiste à fixer à l'estomac, sur une certaine étendue, la portion duodénale de l'anse anastomosée en laissant pendre pour ainsi dire son bout périphérique dans lequel les aliments tombent tout naturellement.

Contre le reflux de la bile dans l'estomac on emploie un dispositif ingénieux qui consiste à créer une anastomose entre les deux bouts duodénal et périphérique de l'anse anastomosée. La bile, en venant de l'ampoule de Vater, rencontre cette anastomose et s'écoule dans l'intestin au lieu de remonter jusqu'à l'anastomose gastrique pour se déverser dans l'estomac. Il est d'ailleurs démontré que presque toujours une petite quantité de liquide biliaire arrive dans l'estomac sans cependant gêner les opérés ; l'anastomose jéjuno-jéjunale se fait souvent avec le bouton de Murphy.

Les procédés de Wölfler et de Von Hacker respectent la continuité de l'anse qui sert à l'anastomose ; il suffit d'une boutonnière ouverte latéralement sur la paroi de l'intestin et que l'on suture à une ouverture analogue de l'estomac. Une autre technique suivie par Roux et Doyen consiste à sectionner perpendiculairement à sa direction, le jéjunum, à implanter directement le segment périphérique jéjunal, dans une ouverture de la face postérieure de l'estomac et le segment duodénal dans une ouverture faite sur le côté de l'anse jéjunale abouchée dans l'estomac. On obtient ainsi une anastomose en Y, solide, mais plus longue à exécuter à cause du double abouchement qu'elle nécessite.

Nous ne nous arrêterons pas plus longtemps aux divers procédés opératoires de la gastro-entérostomie ; des communications variées faites au Congrès français de chirurgie d'octobre 1898 en particulier, il semble résulter que tous sont bons, à la condition d'être bien exécutés. Chaque opérateur vante le procédé qu'il a coutume d'employer et pour lequel il a acquis un tour de main lui permettant d'opérer vite, condition importante de succès en chirurgie abdominale.

On comprendra que nous soyons bref sur les divers procédés

techniques que l'on emploie aujourd'hui pour faire la gastro-entérostomie. Nous n'aurions qu'à répéter ce que nous disions à propos de la pylorectomie par le procédé de Billroth, deuxième manière; l'union de l'estomac à l'intestin peut être réalisée par les sutures ou par les boutons anastomotiques.

A côté des procédés courants de gastro-entérostomie, nous devons signaler certains procédés spéciaux, tel celui de Souligoux, qui consiste à créer une plaque de sphacèle au point où portera l'anastomose et à réaliser l'accolement des bords de l'orifice futur sans ouverture préalable des viscères; l'ouverture anastomotique se crée à la chute de l'escarre. Signalons également le procédé de gastro-entéro-anastomose au moyen des tubes de Dubourg, etc.

A côté de la gastro-entérostomie se place, dans le traitement du cancer du pylore, une opération purement palliative elle aussi, puisqu'elle ne supprime pas le mal : nous voulons parler de l'exclusion du pylore. Elle comprend deux phases principales : dans un premier temps on pratique une gastro-entérostomie, dans un second, on coupe l'estomac à distance de la tumeur et l'on ferme respectivement chacune des surfaces de section par une suture à plusieurs plans. Le manuel opératoire sur lequel nous n'insisterons pas se trouve décrit tout au long dans la thèse de Chauvel. Cette opération n'a été faite jusqu'à ce jour qu'un nombre restreint de fois (3 cas de Von Eiselsberg, 2 cas de Doyen). Elle serait réservée aux cas de cancers inextirpables où l'état général du malade permet de faire plus qu'une simple gastro-entéro-tomie. Elle tiendrait donc la place, suivant Von Eiselsberg, entre la pylorectomie et la gastro-entérostomie. La tumeur étant mise hors du contact des matières alimentaires, se trouve à l'abri des causes d'infection venues de l'estomac; d'un autre côté, la digestion gastrique n'est plus influencée par l'écoulement des produits sanieux issus de la tumeur.

« La suppression absolue et définitive de toute continuité entre le segment sain et le segment malade de l'estomac peut, en outre, rendre au segment sain sa motricité normale, supprimer les douleurs qui résultent du tiraillement des adhérences par la portion de l'estomac qui fonctionne encore, et, en cas de cancer, protéger la bouche anastomotique contre un envahissement plus ou moins rapide du néoplasme. Enfin, ainsi que le montrent certains cas de gastro-entérostomie, en éloignant les causes d'irritation qui agissent sur un cancer du pylore, on parvient souvent à retarder son évolution d'une façon très appréciable. » (Th. de Chauvel. — Conclusion IV).

Dans les cas où la gastro-entérostomie n'est pas possible, on a pratiqué contre le cancer de l'estomac la jéjunostomie, qui a pour but de créer une bouche intestinale permettant l'alimentation du malade en laissant l'estomac au repos ; elle a des indications très restreintes et semble réservée aux cas où la lésion cancéreuse n'a pas laissé sur l'estomac une étendue de surface saine suffisante ou assez bien placée pour faire la gastro-entérostomie ; sans doute elle empêche les malades de mourir d'inanition, mais ordinairement la survie est peu considérable.

Tel est l'exposé rapide des opérations curatives et palliatives pratiquées contre le cancer de l'estomac. Nous avons, à dessein, laissé de côté les détails de technique opératoire pour n'indiquer que les grandes lignes des procédés employés. Nous n'abordons pas l'étude des soins à donner aux malades avant et après l'opération, des mesures d'asepsie ou d'antisepsie nécessaires au bon succès de l'intervention. Ce chapitre est traité avec beaucoup de détails dans la thèse de M. U. Guinard, à laquelle nous renvoyons.

CHAPITRE III

Nous avons divisé en trois séries les nombreuses observations de cure chirurgicale du cancer de l'estomac que nous avons pu recueillir depuis 1879, époque où Péan fit sa première pylorectomie, jusqu'à la fin de l'année 1898. C'est d'après le mode d'anastomose gastro-intestinale que notre division a été établie, ce qui nous a permis de distinguer trois grands groupes d'observations :

1° Celles où la résection pylorogastrique a été suivie d'une anastomose termino-terminale : procédé primitif de Péan-Billroth.

2° Celles où l'on a pratiqué l'occlusion de l'estomac avec abouchement du duodénum dans une des faces du moignon gastrique : anastomose termino-latérale, ou procédé de Kocher.

3° Celles où l'on a fait la pylorectomie et la gastro-entérostomie : anastomose latérale, procédé de Billroth, deuxième manière.

Sans doute, on aurait pu établir encore des subdivisions d'après la technique suivie pour la résection, d'après le procédé d'union employé (sutures ou boutons anastomotiques), etc. Mais les observations sont souvent rapportées d'une façon trop succincte sans indication de technique opératoire ; parfois même le mode d'anastomose n'est pas signalé. Il nous a paru plus simple de grouper, dans trois tableaux seulement, toutes les observations en nous basant uniquement sur le procédé d'anastomose.

On trouvera, dans un même tableau, des observations où la résection intéresse le pylore seul, d'autres où l'estomac a été intéressé en même temps sur une plus ou moins grande étendue, quelques-unes mêmes où le pylore étant respecté, le ventricule gastrique a seul été réséqué. Nous avons fait un chapitre spécial pour les cas de résection totale de l'estomac cancéreux suivie de l'abouchement œsophago-duodénal.

PREMIER TABLEAU

Résections de l'estomac et du pylore suivies d'anastomose termino-terminale

Nº	OPÉRATEUR BIBLIOGRAPHIE	SEXE ET AGE	DIAGNOSTIC	DATE DE L'OPÉRATION	OPÉRATION	RÉSULTATS SURVIE
1	Péan (Gaz. Hôpit., 1879, nº 60).	H ?	Cancer du pylore.	9 IV 1879	Résect. du pylore et anastom. term.-terminale. Dur. 2 h. 1/2.	Mort le 5e jour.
2	Rydygier (Deutsche. Zeit. f. Chir., vol. XIV, p. 252).	H 64	Squirrhe du pyl.	16 XI 1880	Résection du pylore (5 cm. sur 3 cm. 1/2). Durée 4 h.	Mort 12 h. après dans le collapsus.
3	Billroth (Wiener Med. Woch., 1881, nº 6).	F 43	Cancer colloide du pylore.	29 I 1881	Résect. de la tumeur (14 cm. sur la gr. courbure, 10 cm. sur la petite) Dur. 1 h.1/2	Guérison opératoire. Récidive et mort au 4e mois.
4	Billroth (rapporté par Wölfler. Wien., 1881).	F 39	Cancer épithélial du pylore.	28 II 1881	Résection du pylore (10 cm. sur 5 cm.). Durée 2 h. 3/4.	Mort le 8e jour d'inanition.
5	Billroth (rapporté par Wölfler).	F 38	Cancer médullaire du pylore.	12 III 1881	Résection du pylore (12 cm. sur la gr. courbure, 5 cm. sur la petite) Dur. 2 h. 1/2	Mort de collapsus le même jour.
6	Nicolaysen (Nord-Méd. Arch., XIII, nº 271.	F 37	Epithélioma cylindrique du pylore.	17 III 1887	Résect. du pyl. (9 cm. de long). Abouchement term.-terminal	Mort dans le collapsus le même jour.
7	Bardenheuer (Die Drainirung der Peritonealhöle. Stuttgart).	F 35	Cancer du pylore et de la paroi antérieure de l'estomac.	18 III 1881	Résection du pylore et de la portion d'estomac envahie. Durée 1 heure.	Mort 36 heures après l'opération.

No	OPÉRATEUR BIBLIOGRAPHIE	SEXE ET AGE	DIAGNOSTIC	DATE DE L'OPÉRATION	OPÉRATION	RÉSULTATS SUIVIE
8	Berns (Wiener. Med. Woch., 1881, n° 50).	F 49	Cancer du pylore avec adhérences au pancréas.	IV 1881	Résect. de la tumeur du pyl. libérée de ses adhérences.— Anastom.term.-terminale	Mort 4 h. après l'opération.
9	Jurié (Wiener. Med. Woch., 1881, n° 23°.	H ?	Cancer du pilore. Adhérences.	Comm' V 1881	Pylorect. et anastom. termino-terminale.	Mort.
10	Billroth (V. Backer. Wien. Med. Woch., 1881).	F 33	Cancer médullaire du pyl. adhérent au foie, au méso-côlon transverse, au pancréas.	10 V 1881	Résect.du pyl.(13cm. sur la gr. courbure, 4cm.1/2 sur la petite, 7 cm. de hauteur). Durée 2 h. 1/4.	Mort par péritonite le 6° jour.
11	Tillmanns (Centr. f. Chir., 1882, n° 46).	H 63	Cancer du pylore adhérent à la paroi antérieure de l'abdomen.	13 V 1881	Résection par le procédé de Billroth.	Mort 3 h. après l'opération.
12	Krönlein (Centr. f. Chir., 1882, n° 46).	F 54	Cancer du pylore avec adhérences étendues	4 VI 1881	Résection du pylore. Procédé de Billroth. Durée 3 h	Mort de shok le lendemain.
13	Czerny (Arch. f. Klin. Chir., vol 37).	H 28	Cancer colloïde, alvéolaire du pylore.	21 VI 1881	Résection du pylore (9 cm. 1/2 sur la gr. courbure, 5 cm. sur la pet.). Dur. 2 h.1/4.	Suites excellentes. Mort le 5 I 1883 après récidive (18 mois 1/2)
14	Lücke (Deut. Zeit. f. Chir., Bd. 16).	H 33	Squirrhe du pylore adhérent au pancréas.	25 VI 1881	Résection du pylore (10 cm. sur 5 1/2 de long.). Dur. 1 h. 1/4.	Mort 10 h. après de collapsus.
15	Kocher (Corr. Bl. f. Schw. Arzte, vol XIII, n° 23-24).	H 42	Cancer du pylore.	28 VI 1881	Résection du pylore et anastomose termino-terminale.	Mort 1 jour après l'opération.
16	Von Heinecke (Schonlan (n. Diss. Erlangen, 1884).	F 44	Cancer du pylore avec nombreuses adhérences.	7 VII 1881	Résection du pylore (10 cm. sur 9 cm. de long.). Durée 5 h.	Mort 2 jours après l'opération.
17	Kitajowski (Centr. f. Chir., 1881, n° 49).	F 52	Cancer du pylore	16 VII 1881	Résection du pylore (9 cm. sur 10 cm. de long.). Durée 4 h.	Mort 6 heures après de collapsus.
18	Weinlechner(Centr.f. Chir., 1881, n° 21).	H 47	Cancer du pylore adhérent au pancréas et au foie.	18 VIII 1881	Résection de la tum. Anastom. term.-terminale. Durée 5 h.	Mort 5 heures après.
19	Billroth (Wiener Med. Woch., 1881, n° 51 et 1882, n° 15).	F 36	Cancer du pylore petit et très mobile.	23 X 1881	Pylorectomie typique Durée 1 h. 1/4.	Mort de récidive 10 mois après.
20	Billroth (Cent. f. Chir. 1882, n° 21).	H 44	Cancer du pylore adhér au pancr.	5 XI 1881	Pylorectomie typique	Mort de collapsus.
21	Wölfler (Marie. Th. Paris, 1883, obs. VIII)	F 52	Cancer du pylore	XI 1881	Pylorectomie typique de Billroth.	Guérie plus de 2 ans 1/2 après l'opérat.

4

No	OPÉRATEUR BIBLIOGRAPHIE	SEXE ET AGE	DIAGNOSTIC	DATE DE L'OPÉRATION	OPÉRATION	RÉSULTATS SURVIE
2	Czerny (Th. de Kahn, obs. XI, Paris 1883).	H 22	Cancer du pylore	XI 1881	Pylorectomie. Durée 2 h. 1/2. Anastom. term.-terminale.	En bonne santé 4 mois après.
23	Bardenheuer (Deut. Zeit. f. Chir. 1885, vol. 21, p. 565).	?	Cancer du pylore	1881	Pylorectomie et anastomose termino-terminale.	Mort le 8e jour de péritonite.
24	Bardenheuer (Deut. Zeit. f. Chir., 1885, vol. 21, p. 565).	?	Cancer du pylore adhérent au pancréas.	1881	Pylorectomie typique de Billroth.	Mort 2 jours après l'opération.
25	Gussenbauer (XIeCongrès des chirurgiens allemands).	?	Cancer du pylore adhérent au pancréas.	1881	Pylorectomie typique de Billroth. Durée 2 heures.	Mort 16 heures après l'opération.
26	V. Langenbeck (XVe Congrès des chirurgiens allemands).	?	Cancer du pylore	1881	Pylorectomie typique de Billroth.	Mort de collapsus peu après l'opération.
27	Lauenstein (Th. de Muric, obs. XXIV, Paris 1883).	F 44	Cancer du pylore	I 1882	Pylorectomie (résection sur 15 cm d'étendue) Anastomose termino-terminale.	Mort au bout de 6 jours.
28	Fort (Gaz. Hôp., 1882, no 123).	H	Cancer de l'estomac et du pylore. Adhérences.	Comm. de 1882	Résection de la tum. et des adhérences. Anastomose term.-terminale.	Mort avant la fin de l'opération.
29	Kocher (Corr. Blatt. f. Schw. Aerzte, XIII, nos 23-24).	H 35	Cancer du pylore	23 III 1882	Pylorectomie typique de Billroth.	Mort 1 jour après l'opération.
30	Southam (Brit. Med. Jour., 1882., no 29).	H 43	Squirrhe du pyl. et gastrectasie.	5 IV 1882	Pylorectomie de Billroth.	Mort 40 heures après l'opération.
31	Hahn (Deut. Zeit. f. Chir., 1885, vol. 21, p. 566).	F 61	Cancer du pylore non adhérent.	19 V 1882	Résection de la tum. (11 cm. sur 8 cm. de long). Dur. 1 h. 1/4.	Mort le 8e jour de péritonite.
32	Richter (Centr. f. Chir., 1882, no 46).	H 51	Cancer du pylore	25 V 1882	Résection du pylore et d'un demi-pouce du duodénum. Anastom. term.-terminal Durée 2 h. 1/3.	Mort 3 heures après l'opération.
33	Caséli (Italia Med., juin 1882).	F	Cancer du pylore	14 VI 1882	Résection elliptique de la tumeur (12 cm. sur 10 cm. de long). Durée 2 heures.	Mort 7 heures après l'opération.
34	Köhler (Cent. f. Chir., 1882, no 46).	F 65	Cancer du pylore	2 IX 1882	Résection de la tum. et anastom. term.-terminale Dur. 1 h.	Mort 6 heures après de collapsus.

No	OPÉRATEUR BIBLIOGRAPHIE	SEXE ET ÂGE	DIAGNOSTIC	DATE DE L'OPÉRATION	OPÉRATION	RÉSULTATS SURVIE
35	Mäurer (Langenbeck Archiv., vol. 20, p. 1).	F 53	Cancer du pylore	4 IX 1882	Résection de la tum. (8 cm. sur 5 cm. 5 de long). Dur. 3 h.	Mort 4 heures après de collapsus.
36	Jones (Lancet, 1882, n° 25).	H 57	Cancer du pylore adhérent au pancréas.	17 X 1882	Pylorectomie typique de Billroth. Durée 3 heures.	Mort 5 heures après.
37	Gussenbauer (Deut. Zeit. f. Chir., vol. 21).	F 38	Cancer du pylore	20 X 1882	Résection du pylore et anastomose termino-terminale.	Mort 6 jours après l'opération.
38	Billroth (V. Hacker, Magenoperationen, p. 20).	F 29	Squirrhe du pylore.	21 X 1882	Résection du pylore (12 cm. 1/2 sur 11 cm. de long). Durée 3 h.	Mort le jour suivant.
39	Bigi (Raccoglitore Medico, 1882, p. 404).	F 38	Cancer du pylore	24 X 1882	Pylorectomie typique de Billroth.	Mort 4 jours après l'opération.
40	V. Heinecke (Schonlau, in Dissert. Erlangen, 1885).	H 40	Cancer du pylore et de la petite courbure.	23 XII 1882	Résection de la tum. et anastomose termino-terminale.	Mort au 5e jour de pneumonie.
41	Langenbeck (Congrès de Berlin, 1882).	?	Cancer du pylore adhérent.	1882	Résection du pylore et excision du pancréas.	Mort de l'opération.
42	Berns (Centr. f. d. Med. Wissen., n° 21, 1883).	H 49	Cancer du pylore	1882	Pylorectomie de Billroth.	Mort 4 h. 1/2 après l'opération.
43	Tillmanns (Berl. Kl. Woch. 1882, n° 34).	H 63	Cancer du pylore	1882	Pylorectomie de Billroth.	Mort 3 heures après l'opération.
44	Molitor (Langenbeck Archiv., vol. 39).	F 44	Cancer médullaire adhérent au côlon transverse.	5 I 1883	Résection de la tum. (14 cm. sur 5 cm. de long).	Mort le soir du 3e jour de péritonite septique.
45	Molitor (ibid.).	F 28	Squirrhe du pylore non adhérent.	12 I 1883	Résection du pylore. Durée 3 heures.	Mort 11 mois 1/2 apr. de cancer du rectum. Pas de réc. sur place.
46	Mickulicz (Verhandl. d. deut. Gesell. f. chir., 1883).	F 35	Cancer colloïde du pylore.	22 II 1883	Résection (8 cm. de long) et anastomose termino-terminale. Durée 2 h. 1/2.	Survie de 21 mois. Mort par carcinose péritonéale.
47	Nebinger (Reichert, in Diss. Munich, 1884).	H 43	Cancer médullaire du pylore.	17 IV 1883	Résection (10 cm. sur 12 cm. de long, 10 cm. de haut, 5 cm. d'épaisseur). Durée 3 h. 1/4.	Guérison. — Récidive évidente en mars 1884 (11 mois après l'opération).
48	Rydygier (Deut. Zeit. f. chir., vol. 21, p. 540).	H 42	Cancer colloïde alvéolaire.	4 VI 1883	Résection du pylore (7 cm. sur 4 cm. de long). Dur. 2 h. 1/4.	Mort de péritonite par perforation.

N°	OPÉRATEUR BIBLIOGRAPHIE	SEXE ET AGE	DIAGNOSTIC	DATE DE L'OPÉRATION	OPÉRATION	RÉSULTATS SURVIE
49	Billroth (Wien. Med. Woch., 1883, n° 715.	F 36	Squirrhe non adhérent.	24 VI 1883	Pylorectomie typique (résection de 10 cm. de long sur la grande courb.) Dur. 1 h. 1/2	Guérison. 2 ans sans récidive.
50	Billroth (V. Hacker, Wien. Med. Woch., 1884).	F 52	Cancer colloïde adhérent.	8 VII 1883	Pylorectomie typique (6 cm. sur 9 cm. de long). Dur. 2 h. 1/4.	Mort 24 heures après l'opération dans le collapsus.
51	Socin (Corr. Bl. f. Schw. Aerzte, 1884, n° 23).	F 43	Cancer du pylore adhérent au pancréas.	15 VII 1883	Résection du pylore (8 cm. de longueur). Anastom. term.-terminale. Durée 2 h.	Récidive au 9e mois, gastroentérostomie.
52	V. Heineke (V. Kolb. In Dissert., 1887).	H 52	Cancer du pylore sans adhérences	7 VIII 1883	Pylorectomie typique de Billroth.	Mort de récidive au bout d'un an.
53	Superno (Raccoglitore Medico, 1883, p. 167).	F 43	Cancer du pylore	Août 1883	Résection et anastom. term.-terminale.	Mort 3 jours après.
54	Hahn (Berl. Klin. Woch., 1885, n° 51).	F 59	Idem.	15 IX 1883	Pylorectomie de Billroth.	Mort le 2e jour de maladie intercurrente
55	Kocher (Corr. Bl. f. Schw. Aerzte, 1883, n°s 23-24).	F 42	Idem.	21 IX 1883	Pylorectomie de Billroth. Durée 4 heures.	Guérison. Mort 3 ans après de sténose cicatricielle.
56	Ruggi (Raccoglitore Med., 1883, p. 626).	F 40	Idem.	27 XI 1883	Résection et anastom. term.-terminale.	Mort 24 heures après l'opération.
57	Zamboni (Raccoglitore Medico, 1883, p. 620).	?	Idem.	5 XII 1883	Résection et anastom. term.-terminale.	Mort 7 jours après l'opération.
58	Socin (Corresp. Bl. f. Schw. Aerzte, 1883, n° 23).	H 38	Cancer du pylore et de la tête du pancréas.	1883	Idem.	Mort 6 heures après l'opération.
59	Baikoff (Wratsch, 1883, vol. IV, p. 123).	F 38	Cancer du pylore	1883	Idem.	Mort 7 jours après l'opération.
60	Reyher (Beiträge zur Klin. Chir., 1894, vol. XI).	F 42	Idem.	1883	Idem	Mort 4 heures après l'opération.
61	Czerny (Wiener Med. Woch., 1884, n°s 17. 18, 19).	F 35	Idem.	20 I 1884	Pylorectomie de Billroth (résection de 8 cm sur 6 de long).	Mort 2 mois après.
62	Krönlein (Arch. f. Kl. Chir., 1898, p. 450, cas. 2).	F 18	Idem.	4 II 1884	Pylorectomie et anastomose termino terminale.	Mort le lendemain.

N°	OPÉRATEUR BIBLIOGRAPHIE	SEXE ET ÂGE	DIAGNOSTIC	DATE DE L'OPÉRATION	OPÉRATION	RÉSULTATS SURVIE
63	Czerny (Wiener Med. Woch., 1884, n°s 17 à 19).	F 50	Cancer colloïde du pylore adhér. au pancréas et au côlon transverse.	19 II 1884	Résection (10 cm. sur 7 cm. de longueur). Durée 2 h. 1/4.	Mort au 4e jour de péritonite.
64	Billroth (V. Hacker, Wien. Med. Woch., 1884).	F 39	Squirrhe.	26 II 1884	Résection de 10 cm. de longueur. Durée 1 h. 1/4.	Guérison. Récidive au 10e mois. Mort après gastro-entérostomie.
65	Czerny (Wien. Med. Woch., 1884, n°s 17, 18, 19).	H 50	Cancer alvéolaire du pylore.	3 III 1884	Résection (17 cm. sur 18 cm. de longueur) Durée 2 h. 3/4.	Mort le 7e jour par gangrène du côlon.
66	Billroth (V. Hacker, Wien. Med. Woch., 1884).	F 31	Squirrhe adhérent au pancréas Ganglions du mésentère infiltrés	22 V 1884	Résection (20 cm. sur 16 cm. de longueur, 10 cm. d'épaisseur). Durée 2 h. 1/2.	Mort 18 heures après de péritonite par perforation.
67	Czerny (Beitr. zur Klin. Chir., IX, p. 651, 6me cas).	F 42	Cancer du pylore.	14 VII 1884	Résection (9 cm. sur 7 cm. de longueur). Durée 1 h. 50.	Mort 15 mois après de récidive.
68	Billroth (V. Hacker, Wien. Med. Woch., 1884).	F 37	Cancer du pylore adhérent au mésocôlon transv.	16 VII 1884	Pylorectomie typique (15 cm. sur 6 cm. de long). Dur. 1 h. 3/4.	Mort 8 mois 1/2 après de récidive.
69	Rydygier (Deut. Zeit. f. Chir., vol. 21).	F 41	Squirrhe.	21 VII 1884	Résect. (20 cm. sur 10 de long). Dur. 2 h. 1/2	Survie de 2 ans 1/2.
70	Winslow (cité dans le Jahresbericht, 1884, vol. II, p 423).	F 42	Cancer du pylore.	4 VIII 1884	Résection et anastom. termino-terminale.	Mort 2 heures après l'opération.
71	Hahn (Berl. Klin. Woch., 1885, n° 51).	F 31	Cancer du pylore adhérent au pancréas.	14 VIII 1884	Idem.	Guérison. Récidive et mort le 15 XI 1885. (Survie 15 mois).
72	Billroth (V. Hacker, Wien. Med. Woch., 1884).	H 59	Cancer médullaire du pylore adhér. au mésocôlon et au pancréas.	30 VIII 1884	Résection (13 cm. de long). Dur. 3 h. 1/4.	Mort de péritonite par perforation.
73	Hahn (Berl. Klin. Woch., 1885, n° 51).	F 50	Cancer du pylore.	9 X 1884	Résection et anastom. termino-terminale.	Mort 3 mois après de métastase dans le foie.
74	Czerny (Beitr. zur Klin. Chir., 1892, vol. IX).	H 38	Idem.	13 X 1884	Résection (14 cm. sur 9 cm. de longueur). Durée 2 heures.	Mort 7 mois après l'opération.
75	V. Heinecke (V. Kolb, In Diss. Erlangen, 1887).	H 31	Cancer du pylore avec adhérences étendues.	22 X 1884	Résection et anastom termino-terminale.	Mort au 3e jour de péritonite par perforation.
76	Kuster (57e Versam. v. Naturfor. und Aerzte).	H 61	Cancer du pylore adhérent au côlon transverse.	1884	Idem.	Mort après 25 heures de gangrène du côlon.

No	OPÉRATEUR BIBLIOGRAPHIE	SEXE ET AGE	DIAGNOSTIC	DATE DE L'OPÉRATION	OPÉRATION	RÉSULTATS SUIVIE
77	Lauenstein (Société méd. de Hambourg, février 1895).	H 31	Cancer du pylore.	1er I 1885	Pylorectomie. Durée 2 h.1/2. Anastomose termino-terminale.	Résultats opératoires bons.
78	V. Heineke. (V. Kolb. in Dissert. Erlangen, 1887).	F 34	Petit cancer mobile du pylore.	9 II 1885	Résection par le procédé de Billroth.	Mort par péritonite et gangrène du côlon.
79	V. Heineke (V. Kolb. Erlangen, 1887).	F 55	Cancer non adhérent du pylore.	16 II 1885	Résection et anastom. termino-terminale.	Mort peu d'heures après, de collapsus.
80	Bolling (Centr. f. chir. 1886)	F 48	Cancer du pylore adhérent au pancréas.	22 II 1885	Résection de la tumeur. Abouchement termino-terminal.	Mort après l'opérat.
81	Sands (Iahresbericht 1886 II, p. 432) et N.-Y. Surg. S. 1885.	?	Cancer du pylore.	Mars 1885	Pylorectomie typique de Billroth.	Mort après un jour et demi.
82	Mazzuchelli (An. univ. di med., vol. 273. Fasc. 819, p. 161).	?	Cancer du pylore.	13 V 1885	Pylorectomie typique de Billroth.	Mort 11 heures après l'opération.
83	Bartolini (Raccoglitore méd., 1885 p. 436).	?	Cancer du pylore.	Mai 1885	Pylorectomie de Billroth.	Mort après l'opération
84	Morris (Lancet., 1887 janv.)	F 39	Cancer du pylore sans adhérences.	28 VII 1885	Résection et anastom. termino-terminale.	Mort au 5e jour de péritonite par perforat.
85	Saltzmann (Centr. f. chir.,1886, p. 506).	F 50	Cancer du pylore.	26 X 1885	Résection (8 cm. sur 5 cm. de long). Durée 2 h. 1/2.	Guérison. Mort le 14-I 1886 d'affection pulmonaire. Aucune récidive (2 mois 1/2).
86	Van Herson? (Rutgers. Inaug. Dissert. Fribourg, 1897).	F 51	Cancer du pylore.	3 XI 1885	Résection et anastom. termino-terminale	Mort 2 h. 1/2 après l'opération.
87	Kocher (Deut. Zeit f. chir., vol. 28, p. 410).	F 63	Cancer du pylore.	12 X 1885	Résection. Durée 2 h. 1/2.	Guérison. Elle vit encore 2 ans après l'op.
88	Ralimmow (Cent. f. chir., 1886, p. 484).	F 57	Cancer du pylore. (examen microscopique).	1885	Résection et anastom. termino-terminale. Durée 6 heures.	La malade vivait huit ans et demi après l'opération.
89	Spear (Amer. Jour. of med. sc., avril 1885.	?	Cancer du pylore.	1885	Pylorect. et anastom. termino-terminale.	Mort 2 heures après.
90	Sands. N. Y. Surg. Soc., 23-II 1885.	?	Cancer du pylore.	1885	Pylorect et anastom. termino-terminale.	Mort au bout d'un jour 1/2. d'épuisem.
91	Coats (Brit. Med. Jour. 1886, n° 150).	H 47	Cancer du pylore.	11 III 1886	Résect. avec anastom. termino-terminale.	Mort le quatrième jour de péritonite.
92	Billroth. (Langenbeck Arch., vol. 39).	F 49	Cancer glandulaire du pylore.	4 IV 1886	Résection (9 cm. sur 6 cm. de longueur). Durée 2 h. 1/4.	Mort le 5e jour de péritonite par perforation.

N°	OPÉRATEUR BIBLIOGRAPHIE	SEXE ET AGE	DIAGNOSTIC	DATE DE L'OPÉRATION	OPÉRATION	RÉSULTATS SURVIE
93	Kocher (Deut. Zeit. f. chir.,vol. 27, p. 410)	H 34	Cancer du pylore.	26 IV 1886	Résection. Durée 3 h.	Guérison. Mort après 6 mois de sténose cicatricielle.
94	M'Ardle (Dublin Jour. of. med. sc., 1886, p. 511).	H 46	Cancer du pylore.	18 VI 1886	Résection avec anastomose termino-terminale.	Mort 4 heures après.
95	Billroth. (Langenbeck Archiv., vol. 39).	F 20	Cancer du pylore.	26 VI 1886	Résection (7 cm. sur 6 cm. de longueur).	Mort au 20e jour de péritonite p. perforat.
96	Czerny (Beitr. Zur Klin. chir., IX-1892).	H 41	Squirrhe du pyl. avec métastases.	7 VII 1886	Résect. (9 cm. s. 6 cm. de long). Durée 1 h. 3/4	Guérison. Récidive ultérieurement.
97	Billroth (Langenbeck. Arch., vol. 39).	F 51	Cancer colloïde du pylore.	19 VII 1886	Résection (12 cm. sur 7 cm. de long).	Guérison. Mort un an environ après.
98	Van Iterson (Schmidts Iahr., 1886, vol. 211, p. 381).	F 51	Cancer du pylore sans adhérences.	6 XI 1886	Résection. Durée 4 h.	Mort 2 h. 1/2 après l'opération dans le collapsus.
99	Schramm (Centr. f. chir., 1887, p. 219).	F 58	Cancer du pylore.	15 XII 1886	Pylorectomie typique de Billroth.	Guérison. Récidive au bout d'un an.
100	Lücke (Deut. Zeit. f. chir ,vol. 25, p. 563).	F 42	Cancer du pylore très mobile.	17 XII 1886	Résect. (9 cm. s. 7 cm. de long). Durée 3 h. 1/2	Guérison.
101	Billroth (Langenbeck. Arch. vol. 39).	H 41	Cancer du pylore.	19 XII 1886	Résection (13 cm. sur 6 cm. de long).	Mort au bout de 36 h. Début de péritonite.
102	Baum, ibidem	H 48	Cancer du pylore adhér. au pancréas	21 XII 1886	Résection et anastom. termino-terminale.	Mort le 2e jour.
103	Carle (Iahresbericht, 1886, p. 433).	H	Cancer du pylore.	1886	Résect. (7 cm. de long sur la petite courbure). Durée 2 h. 1/4	Survie de 18 mois.
104	Schede (Deut. med. Woch., 1886, t. 31).	F 47	Cancer du pylore sans adhérences.	1886	Résect. avec anastom. termino-terminale.	Guér. Coexistence de tubercul. pulmonaire.
105	Petersen (XVIe Cong. des chir. allem. 1887).	F 46	Cancer du pylore.	1886	Résection (12 cm. sur 14 cm. de long).	Survie : six semaines.
106	V. Heineke (V. Kolb. In Dissert. Erlangen, 1887).	H 41	Cancer du pylore adh. au pancréas et au ligament gastrocolique.	20 I 1887	Résection. Durée 3 h. 1/4.	Guérison.
107	Stetter (XVIe Congr. des chir. Allem. 1897).	F 35	Cancer du ventricule gastrique.	17 II 1887	Résection de 8 à 9 cm. Durée 2 h. 1/2.	Guérison.
108	V. Heineke (V. Kolb. In. Diss. Erlangen, 1887).	H 68	Cancer du pylore avec adh. au foie et au côl. transv.	19 II 1887	Résection (9 cm. sur 7 cm. de long). Durée près de 3 heures.	Mort le jour suivant.
109	Monastyrski (Centr. f. chir., 1897, p. 787).	F 33	Tumeur du pylore non adhérente.	24 IV 1887	Résect. (9 cm. s. 6 1/2 de long). Durée 3 h.	Guérison. Pas de récidive au bout d'un an

No	OPÉRATEUR BIBLIOGRAPHIE	AGE ET SEXE	DIAGNOSTIC	DATE DE L'OPÉRATION	OPÉRATION	RÉSULTATS SURVIE
110	Schönborn (Münch. m. Woch., 1892, nº 20-22).	F 55	Cancer du pylore	4 VI 1887	Résection et anastom. termino-terminale.	Guérison. Mort de récidive après 13 mois.
111	Kurz (Deut. medic. Woch., 1887, p. 1088).	H 43	Grosse tumeur de l'estomac non adh.	19 VI 1887	Résection et anastom. termino-terminale.	Mort 36 heures après l'opération
112	Tansini (Gaz. med. lomb., 1887).	H 65	Adéno-carcinome du pylore non adhérent.	2 VII 1887	Pylorect. de Billroth	Guérison. Présenté au Congr. de Pavie, le 22 sept. (2 mois).
113	Bernays (Wiener Kl. Woch., 1888, nº 8).	F 52	Cancer du pylore.	7 VII 1887	Résection et anastom. termino-terminale.	Mort.
114	Schönborn (Münch. Med. Woch., 1892, nºs 20 et 22).	H 26	Cancer du pylore adhérent au pancréas.	14 VII 1887	Résection et ablation d'une partie du pancréas. Durée 3 h.	Mort 2 h. 1/2 après, dans le collapsus.
115	Krönlein (Schw. Corr. Bl., vol. 19, nº 16, p. 499).	F 42	Cancer du pylore.	9 XI 1887	Résection et anastom. termino-terminale.	Mort le 12 I 1890 (après 26 mois).
116	Billroth (Langenbeck Archiv., vol. 39).	F 42	Sarcome de la paroi de l'estomac.	10 XI 1887	Résection (18 cm. sur 5 cm. de long).	Guérison. Survie de 17 mois.
117	Fenger (Jahresbericht 1887, II, 513).	F 57	Cancer du pylore sans adhérences.	1887	Résection. Durée 5 h. 1/4.	Mort après 15 heures.
118	Lauenstein (XVIe Congrès de Chir. allem., 1887).	H 35	Gros cancer colloïde du pylore.	1887	Résection et anastom. termino-terminale.	Survie de 5 mois. Mort de récidive.
119	Péan (Aimé Guinard. Mém., p. 51, obs. II).	F	Cancer du pylore.	11 I 1888	Pylorectomie. Résect. du tiers de l'estom. Anastom. term.-terminale. Dur. 1 h. 1/4.	Mort peu de jours après.
120	Billroth (Langenbeck Archiv., vol. 39).	F 51	Cancer médullaire du pylore.	24 I 1888	Résection (15 cm. sur 10 cm. de long).	Mort après 5 heures dans le collapsus.
121	Buchanan (Brit. Med. Jour., 1888, p. 633).	F 48	Cancer du pylore.	24 I 1888	Résection. Durée 2 h. 1/2.	Mort dans le collapsus, après 18 heures.
122	Krönlein (Arch. f. Kl. Chir., 1898, p. 450, cas 3).	F 62	Idem.	15 II 1888	Pylorectomie et anastomose termino-terminale.	Mort le 4e jour.
123	Mattakowski (S.-Petersb. Med. Woch., 1890, nº 34).	F 45	Idem.	24 II 1888	Résection et anastom. termino-terminale.	Mort 2 jours après l'opération (50 h.).
124	Péan (Mémoire d'Aimé Guinard, p. 53, obs. III).	H	Idem.	Février 1888	Pylorectomie anastomose term.-terminale. Durée 1 heure.	Guérison. Récidive au 6e mois. Mort le 11e mois.
125	Billroth (Langenbeck Archiv., vol. 39).	F 50	Cancer médullaire du pylore.	26 IV 1888	Résection (6 cm. sur 8 cm. de long).	Mort le 4e jour de péritonite.

No	OPÉRATEUR BIBLIOGRAPHIE	SEXE ET ÂGE	DIAGNOSTIC	DATE DE L'OPÉRATION	OPÉRATION	RÉSULTATS SURVIE
126	Trendelenburg (Neilzert. Iu Dissert Bonn., 1889).	H 42	Cancer du pylore.	9 V 1888	Résection (12 cm. de longi. Dur. 1 h. 1/2.	Mort 7 jours après l'opération.
127	Matlakowski (St-Petersburger Med. Woch., 1890, n° 34).	F 56	Idem.	15 V 1888	Résection et anastom. termino-terminale.	Mort 16 heures après l'opération.
128	Baum (Langenbeck Archiv., vol. 51).	F 48	Cancer du pylore adhérent au pancréas et au côlon transverse.	31 V 1888	Résection de la tum. sur l'estomac, le côlon et le pancréas.	Mort le 2e jour.
129	Krönlein (Arch. f. Kl. chir., 1895, p. 450, cas 7).	H 39	Cancer du pylore.	7 VI 1888	Pylorectomie et anastomose termino-terminale.	Mort le 8 X 1889 (16 mois).
130	Matlakowski (St-Petersb. Med. Woch., 1890, n° 34).	F 46	Idem.	19 VI 1888	Résection. Durée 2 heures.	Mort de péritonite.
131	Berg (Centr. f. chir., 1889, p. 367).	F 48	Tumeur du pylore non adhérente, légère adénopathie, gastrectasie.	10 VIII 1888	Résection. Durée 3 heures.	Guérison opératoire. Dépérissem. à cause de la dilatation de l'estomac.
132	Obalinski (Wien. Kl. Woch, 1889, n° 5).	F 64	Cancer du pylore.	7 IX 1888	Résection (7 cm. sur 5 cm. de longueur). Durée 2 h. 1/2.	Mort le 1er janv. 1889, de cachexie cancéreuse (Survie près de 4 mois).
133	Battlehner (Schmidts Jahr., 1890, p. 262).	F 30	Cancer du pylore avec adhérences.	13 XI 1888	Résection. Opération rendue longue par les adhérences.	Mort le 5e jour.
134	Novaro (Siena, 1890).	F 52	Cancer du pylore.	28 XI 1888	Résection et anastom. termino-terminale.	Guérison.
135	Baum (Langenbeck Archiv., vol. 51).	F 67	Cancer du pylore et gastrectasie.	12 XII 1889	Idem.	Mort le jour de l'opération.
136	Péan (Mémoire d'Aimé Guinard, p. 54, obs. IV).	F	Canc. du pyl. avec envahissem. de l'épiploon et des gangl. mésentér	1er I 1889	Pylorectomie et anastomose termino-terminale.	Survie de 7 mois dont 5 en bonne santé.
137	V. Eiselsberg (Langenbeck Archiv., vol. 39).	F 56	Squirrhe du pylore.	13 I 1889	Résection (7 cm. sur 11 cm. de longueur). Durée 2 heures.	Guérison. État général excellent au 9e mois.
138	Van Herson (Rutgers, Inaug. Diss. Fribourg, 1897).	F 39	Cancer du pylore.	15 II 1889	Résection et anastom. termino-terminale. Durée 2 h. 1/2.	En bonne santé en octobre 1891 (2 ans et 8 mois).
139	V. Eiselsberg (Langenbeck Archiv., vol. 39).	F 47	Cancer du pylore adhérent au pancréas.	12 IV 1889	Résection (8 cm. sur 5 cm. de long).	Mort 5 mois après, de septicémie chronique.

N°	OPÉRATEUR BIBLIOGRAPHIE	SEXE ET AGE	DIAGNOSTIC	DATE DE L'OPÉRATION	OPÉRATION	RÉSULTATS SURVIE
140	Angerer (Langenbeck Archiv., vol. 39, p. 378.	?	Cancer du pylore.	25 IV 1889	Résection et anastom. termino-terminale.	Mort 2 semaines après.
141	Angerer. Ibidem.	H	Idem.	1889	Idem.	Idem.
142 à 144	Angerer. Ibidem.	?	Trois cancers du pylore.	1889	Idem.	Tous les 3 meurent dans les jours qui suivent l'opérat.
145	Billroth (Langenbeck Archiv., vol. 39).	F 50	Squirrhe du pylore adhérent avec le pancréas.	22 V 1889	Résection (6 cm. sur 6 cm. de longueur). Durée 1 h. 3/4.	Mort au bout de 33 h., dans le collapsus.
146	Stokes (Lancet, 1890, I, p. 968).	F 34	Cancer du pylore.	25 VI 1889	Résection et anastom. termino-terminale.	Mort 4 h. 1/2 après l'opération.
147	Rossander (Centr. f. chir., 1890, p. 102).	H 37	Cancer du pylore adhér. au pancr.	5 VII 1889	Résection. Durée 3 h. 1/2.	Mort le 4e jour.
148	Perman (Centr. für chir., 1890, p. 750).	F 46	Cancer du pylore très adhérent au pancréas.	4 IX 1889	Résection. Durée 6 h. 1/2.	Récidive au 6e mois dans les ganglions supraclaviculaires.
149	Van Iterson (Rutgers, Inaug. Diss. Fribourg, 1891).	F 36	Cancer du pylore.	9 X 1889	Résection (8 cm. sur 5 cm.) et anastom. termino-terminale.	Mort dans le collapsus le même jour.
150	Mickulicz (Archiv. f. Klin. chir., 1896, vol. 51, p. 36, cas 3).	F 52	Idem.	16 XI 1889	Pylorectomie. Anastomose termino-terminale.	Survie de 27 mois.
151	Mickulicz (Archiv. f. Kl. chir., vol. 51, p. 36, cas 4).	F 52	Idem.	19 XI 1889	Pylorectomie typique	Survie de 3 mois.
152	Schede (Münch. med. Woch., 1890, n° 5).	F 51	Cancer du ventricule gastrique.	23 XII 1889	Résection de près des 3/4 de l'estomac.	Guérison. Excellente santé un an après l'opération.
153	Rawdon (Lancet, 1890, I, p. 968).	H 55	Cancer du pylore, petit, sans adhér.	1889	Résection avec anastom. term.-termin.	Guérison.
154	Perman (Mémoire de Aimé Guinard, p. 23, obs. LXXVIII).	F 44	Cancer du pylore.	1889	Pylorectomie par le procédé de Billroth.	Mort 2 heures après.
155	Perman (Centr. für chir., 1890, p. 750).	F 40	Cancer du pylore très étendu.	1889	Résection. Durée 4 h. 1/2.	Mort au bout de 30 heures.
156	Krönlein (Arch. f. Kl. ch., 1898, p. 450, cas 8).	F 41	Cancer du pylore.	18 I 1890	Pylorect. et anastom. termino-terminale.	Mort le 11 VI 1891. (17 mois).
157	V. Heineke (Lindemann. In Dissert. Erlangen, 1892).	F 35	Idem.	1 II 1890	Résection. Durée 3 h.	Mort le jour de l'opération.

No	OPÉRATEUR BIBLIOGRAPHIE	SEXE ET AGE	DIAGNOSTIC	DATE DE L'OPÉRATION	OPÉRATION	RÉSULTATS SURVIE
158	Krönlein (Arch. f. Kl. ch., 1888, p. 450, c. 44).	F 53	Cancer du pylore.	5 II 1890	Pylorect. et anastom. termino-terminale	Mort le 16 II 1890. (10e jour).
159	V. Eiselsberg (V. Hacker Wien. Klin. Woch.,1895,VIII).	F 26	Cancer cylind. du pylore avec ganglions cancéreux	16 II 1890	Résection anastom. termino-terminale.	Mort le jour suivant.
160	Czerny (Beitr. z. Klin. Chir., vol. 9, 1892).	F 55	Cancer du pyl. et de l'estom. adv. mobile.	23 II 1890	Résection (10 cm. sur 6 cm. de long).	Guérison. En bonne santé le 23 avril 1892. (2 ans et 2 mois).
161	Mickulicz (Arch. f. Kl Chir., vol. 51, p. 35, cas. 5).	F 59	Cancer du pylore.	25 III 1890	Pylorect. typique	Survie de 6 mois.
162	V. Eiselsberg (V. Hacker. Wien. Klin. Woch',1895, VIII).	F 31	Cancer du pylore avec gangl. de la face postérieure.	3 IV 1890	Résection et anastom. termino-terminale.	Guérison opératoire.
163	Salzer (V. Hacker Wien. Klin. Woch., 1895. VIII).	F 50	Tumeur mobile du pylore.	11 IV 1890	Résection et anastom. termino-terminale.	excellent en mai 18.. (5 ans de survie).
164	Mickulicz (Arch. f. Kl. chir., vol. 51, p. 35, cas 6).	H 34	Cancer du pylore.	3 V 1890	Pylorect. typique.	Mort le lendemain.
165	V. Heineke (Linde-mann Erlanger, 1892).	F 20	Carcinome sans adhérences.	3 V 1890	Résection (Durée 2 heures 1/4).	Guérison.
166	Krönlein (Arch. f. Kl. chir., 1898, p. 450, cas 9).	H 48	Cancer du pylore.	30 VI 1890	Pylorect. et anastom. termino-terminale.	Mort le 6 II 1892, (19 mois 1/2 demi).
167	Salzer (V. Hacker Wien. Klin. Woch., 1895, VIII).	F 30	Cancer du pylore adhérent au pancréas et au col transverse.	25 VI 1890	Résection et anastom. termino-terminale.	Mort 2 mois après, à la suite d'une gastro-entéros. pour récidive.
168	Reynier (Gaz. des Hôpitaux, 1890, n°125).	F 49	Cancer adhérent au pancréas.	8 VII 1890	Résection du pylore et de la première partie du duodénum.	Mort au bout de 12 h.
169	Billroth (Wien. Klin. Woch.,1891, n° 34).	F	Cancer du pylore.	20 VIII 1890	Pylorect. typique.	Mort apr. l'opération.
170	Billroth (Wien. Klin. Woch., 1891, n°34).	F	Idem.	20 VIII 1890	Idem.	Guérison.
171	Billroth (Wien. Klin. Woch., 1891, n° 34).	F	Idem.	20 VIII 1890	Idem.	Guérison.
172	Schede (Festschrift f. v. Esmarch., p. 402).	F 55	Cancer du pylore.	10 IX 1890	Résection de la moitié de l'estomac et du côlon transverse.	Guérison. État général excellent en novemb. 1892 (26 mois).

N°	OPÉRATEUR BIBLIOGRAPHIE	SEXE ET AGE	DIAGNOSTIC	DATE DE L'OPÉRATION	OPÉRATION	RÉSULTATS SURVIE
173	V. Heineke (Lindemann in. Dissert. Erlangen 1892).	F 44	Idem.	27 X 1899	Pylorectom. typique Durée 3 heures.	Mort à la fin de décem. de la même année (Survie 2 mois).
174	Schöborn (Münch. med. Woch. 1892, nos 21-22).	H 44	Cancer du ventricule gastrique.	19 XII 1890	Résection (la tumeur avait sur sa face supérieure 11 cm. de long, 8 cm. de large, sur sa face inférieure 10 cm. 5 de long, 8 cm. 5 de large. Durée 1 h. 3/4.	Le malade sort guéri de l'hôpital.
175	Schmidt (Centr. f. chir., 1890, n° 14).	F 70	Cancer du pylore.	1891	Résection et anastom. termino-terminale.	Mort 2 jours après l'opération.
176	Ungo (Hygiea, 1890, n° 7, p. 475.)	?	Idem.	1890	Pylorectom. typique.	Guérison.
177	Socin (Jahresbericht, 1890 et Centr. f. chir., 1892, p. 206).	F 62	Idem.	1890	Résection durée 1 h. 3/4.	Mort après 10 heures dans le collapsus.
178	Czerny (Beitr. Z. Klin. chir., vol. 9., 1892).	H 64	Idem.	26 I 1891	Résection: la portion réséquée avait 9 cm. sur 6 cm. 5 de long. Durée 1 h. 1/2.	Vit encore en avril 1898, soit 7 ans 1/2 après l'opération.
179	Hahn (Berl. Klin. Woch, 1891, n° 34).	F 48	Squirrhe du pyl.	11 1891	Résection (18 cm. sur 8 cm. de long).	Guérison. L'opérée est en bonne santé en avril 1898, 7 ans apr. l'opération.
180	Schönborn (Münch. med. Woch., 1892, nos 21 et 22).	F 53	Cancer de l'estom.	13 II 1891	Résection (12 cm. sur la petite courbure, 4 cm. sur la grande). Anastom. termino-terminale.	Mort le 5e jour.
181	Schneider (Langenbeck Archiv., 1893).	F 50	Cancer du pylore sans adhérences.	7 III 1891	Résection et ana-tom. termino-terminale.	Guérison. Etat général excellent en été 1898. (28 mois).
182	Mickulicz (Deut. med. Woch., 1892, p. 1114).	H 41	Cancer sténosant du pylore.	9 V 1891	Résection de tout le pylore et de 3 cm. de la paroi saine de l'estomac. Durée 1 h. 1/4.	Guérison. Mort 3 ans après l'opération.
183	Mayo Robson (Med. chir. trans., LXXV. p. 457, 1892).	H	Tumeur du pylore et de la face antérieure de l'estom.	25 VI 1891	Résection et suture termino-terminale. Durée 1 h. 1/4.	Récidive après 3 mois. Gastro-entérostom. Mort le 10 IX 1891. (4 mois 1/2).
184	Schmidt (Centr. f. ch. 1891, p. 656).	H 55	Cancer du pyl. et de la petite courb.	29 VI 1891	Résection et anastom. termino-terminale.	Guérison opératoire.

N°	OPÉRATEUR BIBLIOGRAPHIE	SEXE ET AGE	DIAGNOSTIC	DATE DE L'OPÉRATION	OPÉRATION	RÉSULTATS SURVIE
185	Mayo Robson (Med. chir. Trans., LXXV, p. 467, 1892).	?	Cancer du pylore et du duodénum.	7 VII 1891	Résection. Durée 1 h. 1/2.	Mort le 5e jour.
186	Mickuliez (Deut. med. Woch., 1892, p. 1115).	F 42	Tum. sténosante du pylore adhérent au pancréas.	17 VII 1891	Résection de la tum. et d'une portion du pancr. Dur. 1 h. 50.	Mort le 13 X 1892. Survie de 15 mois.
187	Jesset (Brit. Med. Jour., 27 VI 1891).	H	Cancer du pylore.	Juillet 1891	Résection (pas d'indication du procédé d'anastom., problem. term.-termin).	L'opéré survécut plus d'un an.
188	Pollosson (Lyon Méd., 1891, n° 46).	H 67	Idem.	3 VIII 1891	Résection du pylore et d'une partie de la grande courbure.	Mort au bout de 23 heures.
189	Schede (Festschrift für v. Esmarch, p. 402-403).	F 51	Idem.	12 VIII 1891	Résection et anastom. termino-terminale.	Guérison. La malade se porte très bien en novembre 1892 (15 mois).
190	Doyen (Congrés de chir., 1893).	H 40	Idem.	29 VIII 1891	Résection et anastom. termino-terminale. Durée plus de 2 h.	Mort le 2e jour.
191	Jaboulay (Arch. prov. de chir., 1892, n° 1).	H 45	Cancer du pylore adhérent.	août 1891	Résection, libération des adhérences avec le pancréas et le foie.	Mort le 2e jour.
192	Jaboulay (Arch. prov. de chir., 1892, 1re partie, n° 1).	H 50	Cancer du pylore.	août 1891	Résection, ablation des ganglions et suture termino-terminale.	Mort le 2e jour.
193	Sick. (Graf. Arch. f. Klin. chir., vol. 52, p. 251, 1896).	F 50	Cancer du pylore très étendu.	août 1891	Vaste résection et anastomose termin.-terminale.	Se trouve très bien jusqu'en sept. 1892. Récid. après 13 mois.
194	V. Hacker (Wien, 1892).	F 32	Cancer du pylore non adhérent.	17 IX 1891	Résection (12 cm. sur 8 cm. de longueur). Durée 2 heures.	Mort au bout de 2 ans et 10 mois.
195	Carle (Carle et Fantino. Arch. f. Kl. chir., 1898, vol. 56, cas 66).	F 28	Tumeur du pylore et de la grande courb. non adhérente (adéno-carcinome).	29 IX 1891	Résection (7 cm. de long. 6 à 8 cm. de large). Anastomose termino-terminale. Durée 1 h. 1/4	Mort le 18 XI 1896, de cachexie (5 ans et 2 mois de survie).
196	Lauenstein (Deut. Z. f. chir., vol. 44, n°s 3 et 4, p. 241, 1897).	H 45	Cancer du pylore non adhérent.	7 XI 1891	Résection et anastom. term.-terminale. Durée 2 h. 5. Portion réséq. 15 cm. long.	Mort le 10e jour.
197	Schönborn (Münch. med. Woch., 1892, n°s 21-22).	F 50	Cancer du pylore sans adhérences.	21 XI 1891	Résection (7 cm. sur 5 de long. Anastom. termino-terminale.	Mort le 7e jour.

Nº	OPÉRATEUR BIBLIOGRAPHIE	SEXE ET AGE	DIAGNOSTIC	DATE DE L'OPÉRATION	OPÉRATION	RÉSULTATS SURVIE
198	Billroth (v. Hacker Wien. Klin. Woch., 1895., VIII).	F 53	Tumeur du pylore occupant les faces antérieure et postér. (cancer).	7 XII 1891	Résection (11 cm. sur 9 cm. de longueur). Anastomose termino-terminale.	Récid. 11 mois après, gastro entérostomie. Mort le 27 VII 1893. Surv. près de 20 m.
199	Jessop (Brit. med jour., 26 I 1895 et 4 XII 1897).	F 49	Cancer du pylore ?	28 XII 1891	Résection (un pouce et demi de long.).	Santé parfaite le 4 XII 1897 (6 ans après).
200	Perman (Iahrsbericht 1891., II, p. 400).	H 56	Sténose pyl. d'or. néoplasique (cancer).	1891	Résection (8 cm. sur 5 cm. de longueur).	Mort le 4e jour de péritonite par perforation.
201	Braun (Berl. Klin Woch., 1891, nº 14, p. 346).	F	Cancer du pylore	1891	Résection et anastomose termino-terminale.	Guérison
202	Novaro (Dent. med. Woch. 1891, p. 152).		Cancer du pylore	1891	Pylorectomie typique	Mort après un mois de récidive.
203	Schussler (V. Hacker Wien. Klin. Woch. 1895, VIII).	F 51	Cancer glandulaire du pylore.	24 I 1892	Résection et anastomose termino-terminale.	Mort de récidive en avril 1893 (15 mois de survie).
204	V. Hacker (Chirurg. Beiträge Wien. 1892).	H 34	Cancer du pylore non adhérent.	25 II 1892	Résect. 10 cm. sur 7 de long. Durée 1 h. 1/2.	Vivait encore en mai 1895 (3 ans et 3 mois).
205	Baum (Langenbeck. Archiv., vol. 51).	H	Cancer du pylore.	21 III 1892	Résection et anastom. termino-terminale.	Mort le jour suivant.
206	V. Hacker (Chirurg. Beitr. Wien., 1892).	F 21	Lymphosarcome adhérent à la paroi abdominale.	31 III 1892	Résection de plus de 3/4 de l'estomac. Le pylore est laissé en place (27 cm. sur 12 de long. sont réséq).	Guérison.
207	Mickulicz (Arch. f. Klin., chir., 1895, vol. 51, p. 36).	F 43	Cancer du pylore et du pancréas.	6 IV 1892	Résection, procédé de Billroth. Résec. d'un morceau du pancréas. Anastomose termino-terminale.	Mort le 6e jour après l'opération.
208	Carle (Carle et Fantino., Arch. f. Klin. chir., 1898, vol. 56, cas 65).	H 27	Cancer médullaire du pylore et de l'estomac.	14 IV 1892	Résect (12 cm.) anastomose term.-terminale. Durée 2 h.	Mort le 10e jour de pneumonie.
209	Defontaine (Arch. pr. de chir., 1e VII 1892 et th. de M. Guinard, Paris 1898, p. 232).	F 34	Cancer annulaire du pylore.	1e V 1892	Extirpation et suture termino-terminale.	Mort à la fin d'octobre 1893. Survie de 18 mois.
210	Czerny (Beitr. Z.Klin. chir., 1892, vol. 9).	H 50	Cancer du pylore	3 V 1892	Résection. Durée 1 h 3/4.	Mort 10 jours après à la suite d'une 2e intervention faite pour prévenir un écoulement de bile.

— 63 —

No	OPÉRATEUR BIBLIOGRAPHIE	SEXE ET AGE	DIAGNOSTIC	DATE DE L'OPÉRATION	OPÉRATION	RÉSULTATS SURVIE
211	Schramm (Centr. f. chir., 1892, p. 476).	F 51	Cancer mobile du pylore.	4 VI 1892	Résection typique sur une étendue de 5 à 7 cm. de longueur.	Guérison depuis quatre mois.
212	Solman (Deut. med., Woch., 1894, p. 173).		Cancer mobile du pylore non adhérent. (Squirrhe).	13 VII 1892	Résect. s'étend sur 10 cm. sur la paroi de l'estom. sur tem. 1/2 vers le duodénum.	Guérison. Pas de récidive au bout de 9 mois.
213	Kappeler (Corr. Bl. f. Schw. Aerzte, vol. 24, p. 489).	F	Cancer du pylore.	Juillet 1892	Résection (procédé de Billroth) et anastomose termino-terminale.	Un an et demi de parfaite santé. Le 7 avril 1894 cœlotomie iliaque et ovariolomie de l'ovaire droit. La malade se rétab.
214	Lindner (E. Reichard Berl. Klin. Woch., 1892, p. 978).	F 43	Cancer du pylore très adhérent au pancréas.	22 IX 1892	Résection du pylore et de la tête du pancréas.	Mort de shok le jour de l'opération.
215	Schede (Festschrift f. v. Esmarch, p. 402).	F 51	Cancer du pylore.	15 X 1892	Résection et anastom. termino-terminale.	Guérison.
216	Billroth (v. Hacker, Wien. Kl. Woch. 1895)	F 26	Cancer du pyl. et de la gr. courbur.	22 XI 1892	Résection et anastom. termino-terminale.	Mort le 5 XII 1892 (2 semaines de survie).
217	V. Eiselsberg (V. Hacker. Wien. Klin. Woch., 1895, VIII).	F 34	Cancer du pylore et gastrectasie.	30 XII 1892	Résection et anastomose termino-terminale.	Mort le 3 juillet 1893, 6 mois de surv. (Accouchement mai 93. Enfant b. portant).
218	Mc. Cormick (Brit. med. Jour., 1892, 12 mars).	?	Cancer du pylore.	1892	Résection et anastomose termino-terminale.	Guérison.
219	Billroth (Festschrift f. Billroth).	?	Idem.	1892	Pylorectom. typique.	Mort après l'opérat.
220	Czerny (Beitr. Zur Klin. chir., vol. 9, fasc. 2, p. 331).	F 51	Squirrhe du pylore et gastrectasie.	17 I 1893	Résect. (10 cm. s. 4 1/2 de long). Durée 1 h.	Guér. maintenue au bout de 3 mois 1/2.
221	Dubourg (J. de méd. Bordeaux, 1893, p. 66)	F 48	Cancer du pylore.	19 I 1893	Résection et suture termino-terminale	Mort le 2e jour.
222	Carle (Carle et Fantino. Arch. f. Klin. chir., 1898, vol. 56). Cas. 61.	H 47	Cancer médullaire du pylore et gastrectasie. Adhér. et adénopathies.	28 I 1893	Résection (10 cm.) et ablat. des ganglions. Anastom. term.-terminale. Dur. 1 h. 1/2.	Mort le 4e jour de péritonite.
223	Sick (Graff. Arch. f. chir., 1896, vol. 52, p. 251).	H	Cancer du pylore (?) récidive.	22 II 1893	Résect. et emploi du bouton de Murphy. Durée 3 heures.	Mort le lendemain de péritonite.
224	V. Eiselsberg (V. Hacker Wien. Klin. Woch. 1895, VIII).	H 47	Cancer du pylore adhérent au pancréas.	30 III 1893	Résect. et anastomose termino-terminale.	Mort le 2e jour.

N°	OPÉRATEUR BIBLIOGRAPHIE	SEXE ET ÂGE	DIAGNOSTIC	DATE DE L'OPÉRATION	OPÉRATION	RÉSULTATS SURVIE
225	Czerny (Mündler Beitr. z. Kl. chir., vol. 14, 1893).	H 35	Squirrhe du pyl. avec métastases ganglionnaires.	13 IV 1893	Anastomose termino-terminale. Dur. 2 h.1/2.	Mort 3 jours après l'opération.
226	Polloson (Lyon méd., 1893, n° 39).	H 32	Cancer colloïde de l'estomac en haut et en arrière du pylore.	14 IV 1893	Résection et anastom. termino-terminale. Durée 1 h. 1/4.	Guérison plus de 6 mois.
227	Peugniez (Th. de U. Guinard, Paris, 1898, p. 239).	H 56	Cancer du pylore.	18 IV 1893	Extirpation et suture termino-terminale.	L'opéré vit encore en avril 1898 avec une récidive depuis 3 ou 4 mois. (Survie de plus de 5 ans).
228	Czerny (Mündler Beit. z. Kl. chir., 1895, vol. 14).	H 43	Squirrhe mob. du pylore.	24 IV 1893	Résection et anastom. termino-terminale. Durée 1 h. 1/4.	Mort le 12 nov. 1893. Survie de 6 mois 1/2.
229	Budinger (v. Hacker Wien. Klin. Woch., 1895, VIII).	H 47	Cancer du pylore avec gangl. de la petite courbure.	11 V 1893	Résection et anastom. termino-terminale	Guérison opératoire. Mort le 24 IX 1893. Survie 4 mois.
230	Defontaine (Th. de U Guinard, Paris 1898 p. 236).	F 23	Cancer du pylore et des ganglions de son bord inférieur.	14 V 1893	Extirpation et anasto. termino-terminale. Durée 2 h. 1/2.	Mort en septembre 1893. (Survie de 4 mois).
231	Budinger (v. Hacker Wien. Klin. Woch., 1895, VIII).	F 58	Cancer du pylore non adhérent.	3 VI 1893	Résection et anastom termino-terminale.	Guérison opératoire. Mort le 8 X 1894. Survie 16 mois.
232	Mickulicz (Deut. med. Woch. 1894, p. 282).	F 31	Cancer du pylore non adhérent av. gastrectasie.	13 VI 1893	Résection. Durée 1 h. 25.	Guérison. Un accouchement après l'opération. 2 ans sans récidive.
233	Kappeler (Corr. Bl. f. Schw. Aerzte, vol. 24, p. 489).	F 52	Cancer médullaire avec ganglions.	18 VII 1893	Résection (procédé de Billroth), 8 cm. de long. Durée 2 h. 10.	Mort le 31 X 1893. Survie de 3 mois 1/2.
234	Hahn (Berl. Klin. Woch., 1894, p. 1056).	H	Chondro sarcome	19 VII 1893	Résection et anastom. termino-terminale.	8 mois après, signes de sténose, gastro-entérostomie. Mort en octobre 1894. (15 mois de survie).
235	Kappeler (Corr. Bl. f. Schw. Aerzte, vol. 24, p. 489, 1894).	F 58	Squirrhe du pylor. sans adhérences.	25 VII 1893	Résection (procédé de Billroth), 9 cm. sur 7 cm. de long. Durée 1 h. 10.	Bonne santé en avril 1894. (9 mois).
236	Kappeler (Corr. Bl. f. Schw. Aerzte, vol.24, p. 489, 1894).	H 54	Cancer du pylore et gastrectasie.	15 XI 1893	Résection (procédé de Billroth). 15 cm. sur 9 cm. de long.	Pas de récidive jusqu'en août 1894. (10 mois).

N°	OPÉRATEUR BIBLIOGRAPHIE	SEXE ET AGE	DIAGNOSTIC	DATE DE L'OPÉRATION	OPÉRATION	RÉSULTATS SURVIE
237	Tuffier (Soc. Anat., 1893, p. 437).	F 50	Epithelioma colloïde de la région pylorique, de la grande courbure et des deux faces de l'estomac.	21 XI 1893	Résection d'un cylindre gastrique de 9 c. sur la grande courbure et de 4 cm. sur la petite. Abouchement et suture des 2 bouts.	Mort 14 mois après de généralisation péritonéale.
238	Mickulicz (Arch. f. Kl. chir., 1896, vol. 51, p. 36).	H 58	Cancer du pylore.	12 XII 1893	Résection et anastom. termino-terminale.	Guérison opératoire. Mort le 20 III 1895. (15 mois de survie).
239	Mickulicz (Arch. f. Kl. chir., 1896, vol. 51, p. 36).	F 44	Idem.	16 XII 1893	Idem.	Mort le 30 mai 1894. (5 mois 1/2 de survie).
240	Zeller (Würtemb. Cor. Bl., 1893, nᵒˢ 26 et 27).	?	Cancer du pylore sans adhérences.	1893	Idem.	Survie de 6 mois 1/2.
241	Zeller (Würtemb. Cor. Bl., 1893, nᵒˢ 26 et 27).	?	Cancer du pylore non adhérent.	1893	Idem.	Mort 8 mois après l'opérat. (6 mois 1/2 de guérison parfaite)
242	Bagajewski (Centr. f. chir., 1894, p. 538?).	F 45	Cancer du pylore.	1894	Résect. de la tumeur du poids de 201 gr.	Guérison maintenue plus d'un an.
243	Roux (Bullet. méd., 1893, p. 304).	F	Cancer de la paroi postér. de l'estomac.	1893 ?	Résection de 30 cm. d'intestin anastomos. termino-terminale.	Guérison opératoire.
244	Roux (Bullet. méd., 1893, p. 304).	F	Cancer du pylore.	1893 ?	Résection du pylore et anastomose termino-terminale.	Guérison opératoire.
245 à 254	Löbker (Centr. f. chir., 1893, p. 937).	?	10 cancers du pyl.	?	Résection. Pas d'indication du procédé d'anastomose. Probab. term.-termin.	5 morts opératoires, 1 récidive après 8 mois, 4 guérisons.
255	V. Hacker (Wien., Klin. Woch. 1895, VIII).	F 62	Cancer du pylore très mobile.	23 I 1894	Résection et anastomose termino-terminale.	Guérison opératoire. Pas de nouvelles ultérieures.
256	Kappeler (Corr. Bl. f. Schw. Aerzte, vol. 24, p. 489, 1894).	F 53	Cancer cylindrique du pylore.	30 I 1894	Résection (procédé de Billroth) 11 cm. sur 8 cm. de long Durée 1 h. 1/3.	Excellente santé en juillet 1891 (6 mois).
257	Mickulicz (Arch. f. Klin. chir., 1896, vol. 51, p. 36).	F 33	Cancer du pylore et du duodénum.	31 I 1894	Résection, anastom. termino-terminale.	Guér. Pas de récidive après 15 mois. Subit une ovariotomie le 31 IV 1895.
258	Lindner (E. Reichard. Berl., Klin., Woch. 1897, p. 978).	F 59	Cancer annulaire du pylore.	17 II 1895	Résection et anastomose termin.-terminale.	Mort le 10ᵉ jour de péritonite par perforation.

5

Nº	OPÉRATEUR BIBLIOGRAPHIE	SEXE ET AGE	DIAGNOSTIC	DATE DE L'OPÉRATION	OPÉRATION	RÉSULTATS SURVIE
259	Hahn Würtemberg. Corr. Bl, 1894).	?	Cancer du pylore.	22 III 1894	Pylorectomie de Billroth.	Guérison opératoire
260	Lauenstein (Deut. Z. f. chir., 1897, vol. 44, nᵒˢ 3 et 4, p. 241).	F 58	Cancer du pylore	1ᵉʳ IV 1894	Résection et anastom. term.-termi. à l'aide d'un bouton avec suture en bourse par-dessus. Dur. 1 h. 1/2.	Mort le 2ᵉ jour de pneumonie.
261	Hahn (Berl. Klin. Woch., 1894, p. 1096).	F 45	Squirrhe du pyl	4 IV 1894	Résection et anastom. termino-terminale.	Guéris. Aucune trace de récid. apr. 3 mois.
262	Hahn (Berl. Klin. Woch., 1894, p. 1096).	?	Cancer de l'estom.	13 IV 1894	Résection très étendue de l'estomac.	Mort le 5ᵉ jour de périton. par perfor.
263	Lauenstein. (Deut. Z f. chir. 1897, vol. 44, nᵒˢ 3 et 4, p. 241).	H 52	Cancer du pylore avec ganglions.	26 IV 1894	Résect. et suture termino-termin.; portion réséquée. 4 cm. Durée 1 h. 1/4	Mort le 10ᵉ jour.
264	Mickulicz (Arch. f. Klin chir., 1896, vol. 51, p. 36).	F 56	Cancer du pylore.	30 IV 1894	Résection de 15 cm de long., anastom. termino-terminale.	Mort 9 jours après l'opération(pneumonie).
265	Lauenstein (Deut. Zeit. f. chir., 1897, vol. 44, nᵒʳ 3 et 4, page 241).	F 63	Cancer du pylore avec adénopath. adhérent au mésocolon.	3 V 1894	Résection de 8 cm. Suture au catgut termino-terminale. Durée 2 heures.	Exempte de récidive après 6 mois.
266	Langenbuch (Deut. med. Woch., 1894, XX, p. 968).	F 58	Cancer de l'estom. (face postérieure et grande courbure).	1ᵉʳ VI 1894	Résection annul. des 7/8 de l'estom., sutur. des 2 bouts abouchés l'un dans l'autre. Durée 1 h. 3/4.	En très bonne santé 6 mois 1/2 après l'opération.
267	Mickulicz (Arch. f. Klin. chir., 1896, vol. 51, p. 36).	H 55	Cancer du pylore avec ganglions dégénérés.	5 VI 1894	Résection et anastom. termino-terminale.	Mort 4 jours après l'opération.
268	Czerny (Mündler Beit. Z. Kl. chir., vol. 14, 1895).	F 65	Cancer sténosant du pylore avec adhérences.	12 VI 1894	Idem.	En bonne santé le 31 XII 1894, plus de 6 mois 1/2 après l'opér.
269	Krönlein (Beitr. Z. Kl. chir., vol 15, 1896).	F 34	Cancer volumineux de la petite courbure et du pylore.	13 VI 1894	Vas'e résection du pylore et d'une grande partie de l'estomac. Anastom. term.-terminale. Durée 2 h 1/2.	Mort le 11 VII 1896. (25 mois).
270	Peuguiez (Th. de L. Guinard, Paris 1898, p. 210).	H 68	Cancer du pylore mobile.	14 VI 1894	Résection et anastom. termino-terminale.	Mort le 28 IX 1895. Survie de 15 mois 1/2.
271	Lauenstein (Deut. Zeit. f. chir., vol. 44, p. 241).	F 54	Cancer de la petite courbure.	21 VI 1894	Résection annulaire (circonf. 9 cm. vers le pylore; 13 cm. vers le cardia).	En juillet 1895, gastro-entérostom. La malade vit en 1897 avec récid. périt. (3 ans).

No	OPÉRATEUR BIBLIOGRAPHIE	SEXE ET AGE	DIAGNOSTIC	DATE DE L'OPÉRATION	OPÉRATION	RÉSULTATS SUIVIS
272	Hahn (Berl. Kl. Woch. 1894, p. 1095).	H 46	Cancer myéloïde du pylore.	30 VI 1894	Pylorectom. typique de Billroth.	Mort le lendemain.
273	Duchamp (Loire Méd., 1898, nº 9, p. 240).	H 38	Cancer du pylore.	31 VII 1894	Pyloract. et anastom. termino-terminale.	Mort le 22e jour d'hé- matémèse.
274	Narath (V. Hacker. Wiener Klin. Woch, 1895, VIII).	F 40	Cancer du pylore très mobile.	31 VII 1894	Résection et anastom. termino terminale.	En bonne santé le 15 IV 1895 (8 mois 1/2).
275	Mickulicz (Arch. f. Klin. chir., vol. 51, p. 36).	F 53	Cancer du pylore.	18 VIII 1894	Résection de 17 cm. de long. Anastom. ter- mino-terminale.	Pas de trace de réci- dive 6 mois après l'opération.
276	Mickulicz (Arch. f. Klin. chir., 1896, vol. 51, p. 36).	H 47	Idem.	27 VIII 1894	Résection et anastom. termino-terminale.	Mort le 7e jour de pneumonie.
277	Budinger (v. Hacker, Wien. Klin. Woch 1895 VIII).	H 59	Adéno-Carcinome du pylore.	26 IX 1894	Idem.	Mort 3 jours après.
278	Funke (Maresch, Prag. med. Woch, 1897.	F 38	Cancer du pylore.	29 IX 1894	Résection (11 c. 1/2 sur 10 de long). Suture termino-terminale.	Survie de 2 ans et 2 mois.
279	Krönlein (Beitr. z. Kl. chir., 1896, vol. 15), nº 9).	H 55	Cancer de l'estom. (partie moyenne et petite courb.)	31 X 1889	Résection et anastom. termino - terminale. Durée 2 h. 1/4.	Bonne santé depuis l'opération. Vivait encore en juill. 1898. (Près de 4 ans).
280	Idem.	H 34	Cancer du pylore étendu à l'esto- mac.	7 XI 1894	Résection et anastom. termino - terminale. Durée 1 h. 1/4.	Mort le 13 mars 1895 de pleuro-pneumo- nie (4 mois).
281	Krönlein (Beitr. z. Kl. chir., 1896, vol. 15).	F 40	Cancer du pylore et de la petite courbure.	13 XI 1894	Résection et anastom. termino-terminale. Résection d'une por- tion du pancréas.	Guérison. Vivait en juillet 1898. Survie de près de 4 ans.
282	Lauenstein (Deut. z. f. chir., 1897, vol. 44, nos 3 et 4, p. 241).	H 48	Cancer du pylore avec quelques ganglions.	29 XI 1894	Résection (8 cm. sur 7 de long). Anastom. termino-terminale.	Mort le 5e jour, de péritonite.
283	Langenbuck (Deut. Méd. Woch., 1894, p. 968).	F 50	Cancer du corps de l'estomac.	Fin 1894	Gastrectomie annu- laire partielle.	Mort le 6e jour, de péritonite.
284 et 285	Funke (Wiener Klin. Woch., 1894, p. 950).	2 F	Cancer du pylore	1894	Résection et anastom. termino-terminale.	Deux guérisons.
286	Bagajenski (Centr. f. chir., 1894, p 382).	H	Idem.	1894	Résection de la tum. du poids de 109 gr.	Mort le jour suivant.
287	Idem.	F 47	Idem.	1894	Résection de la tum. du poids de 208 gr.	Mort le 11e jour.

N°	OPÉRATEUR BIBLIOGRAPHIE	SEXE ET AGE	DIAGNOSTIC	DATE DE L'OPÉRATION	OPÉRATION	RÉSULTATS SURVIE
288	Kappeler (Corr. Bl. f. Schw. aerzte, 1894, vol. 24, p. 489).	?	Cancer du pylore.	1894	Résection et anastom. termino-terminale.	Mort le 3e jour, de péritonite.
289	Idem.	F	Idem.	?	Idem.	Mort opératoire par gangrène du côlon.
290	Idem.	♀	Idem.	?	Idem.	Mort le 2e jour.
291	Idem.	H	Cancer de la petite courb. et du pyl.	?	Idem.	Mort opératoire
292	Idem.	?	Cancer du pylore.	?	Idem.	Mort le 4e jour.
293	Idem.	H	Idem.	?	Idem.	Mort au 7e mois.
294	Idem.	F	Idem.	?	Idem.	Guérie pend. 8 mois, puis récidive.
295	Idem.	H	Idem.	?	Idem.	Mort 17 mois après l'opération.
296 à 299	Kraske (Berl. Klin. Woch., mai 1895).	?	4 cancers du pylore.	?	Résection et suture du bout duodénal à la tranche gastrique.	3 morts opératoires. 1 guérison opératoire
300 à 302	Malthe (Mercredi-Médical, 1895).	?	3 cancers du pylore	?	Résection et emploi du bout. de Murphy.	1 mort. 2 guérisons.
303	Kablukow (Petersb. Med. Woch., 1895).	?	Cancer du pylore.		Pylorectomie. Probablement anastomose termino-terminale.	Mort.
304 à 309	Moutaz (Congrès de chirurg., 1895, p. 231 des compte-rendus).	?	6 cancers du pylore.	?	Résection et anastom. termino-terminale.	3 morts opératoires. 1 récid. après 6 mois. 1 récid. après 13 mois. 1 guér. depuis 2 ans.
310	Mickulicz (Arch. f. chir. 1896, vol. 51, p. 30).	F 47	Cancer du pylore.	4 I 1895	Résection et anastom. termino-terminale.	Guérison opératoire. Sort le 24 I 1895, en bon état.
311	Mickulicz (Arch f. Klin. chir., 1896, vol. 51, p. 30).	F 41	Cancer du pylore.	12 I 1895	Résect. d'une tumeur pes. 1 livre. Anast. termino-terminale.	Sortie en bon état le 9 II 1895
312	Kocher (Dent. med. Woch., 1895, p. 787).	H 57	Cancer du pylore et des 2 courbures. Adhér. avec l'épiploon et le côlon.	1 II 1895	Résection et suture termino-terminale.	Guérison opératoire.
313	Schede (Graff. Arch. f. Klin. chir. vol. 51, p. 231).	F 36	Cancer du pylore. Adénopathies et adhérences.	25 V 1895	Résect. et suture terminale au bouton de Murphy. Durée 3 h.	Mort le 8me jour de bronchopneumonie.

N°	OPÉRATEUR BIBLIOGRAPHIE	SEXE ET AGE	DIAGNOSTIC	DATE DE L'OPÉRATION	OPÉRATION	RÉSULTATS SURVIE
314	Krön'ein (Beit. z. Kl. chir. 1896, vol. 15).	H 36	Cancer du pylore et de la petite courbure.	22 VI 1895	Résection et anastom. termino - terminale. Durée 1 h. 1/2.	Mort le 20 XII 1895. (6 mois).
315	A. Adams (Glascow med. journ.. XLV. p. 114, et Brit. med. jour., avril 1896 .	H 55	Cancer du pylore sans adhérences.	19 VII 1895	Résection et anastom. termino-terminale.	Guérison opératoire. Santé bonne, en janvier 1895 (5 mois 1/2).
316	Krönlein (Beitr. z. Klin. chir., 1896, volume 15).	F 42	Cancer du pylore et des parties voisines de l'estomac.	25 VII 1895	Résection et anastom. termino - terminale. Extirpation de ganglions. Durée 1 h. 1/4.	Mort le 19 VIII 1895. (13 mois).
317	Kokula (Wien. Klin. Rundschau, vol. X, n°s 22 et 23)	H 35	Squirrhe du pylore au début.	13 VIII 1895	Résection (11 cm. sur 6 cm. de long). Durée 1 h. 1/2.	Mort 10 jours après l'opération.
318	Kokula (Wien. Klin. Rund-chau, vol. X, n°s 22 et 23).	F 33	Squirrhe du pylore exulcéré.	3 IX 1895	Résection (12 cm. sur 8 cm. de long). Anastom. termino-terminale. Durée 1 h. 3/4.	Sort guérie après 22 jours.
319	Krönlein (Beit. z. Kl. chir. 1896, vol. 15).	H 43	Cancer du pylore et de la petite courbure.	18 IX 1895	Résection et anastom. termino-terminale.	Mort le 2 X 1895, de gangrène pulmonaire (2 mois 1/2).
320	Krönlein (Arch. f. Kl. chir. 1898, p. 450, cas 5).	F 38	Cancer du pylore.	6 XI 1895	Pylorectomie et anastomose termino-terminale.	Mort le 3e jour.
321	Schuchardt (Congr. Soc. allem. de chir. 1895 et 1898).	H	Cancer du pylore et d'une grande partie de l'estomac.	1895	Résection du pylore et de l'estomac jusqu'à 3 doigts du cardia.	Mort de pleurésie cancéreuse en septembre 1897. Survie de 2 ans et demi.
322	Jessop (Brit. med. journ. 4 XII 1897, p. 1632).	F 28	Tumeur du pylore et de la petite courbure.	11 V 1895	Résection et anastomose termino-terminale. Durée 1 h. 40.	Juillet 1897 2e opération. Pas de récidive. adhérences. Mort le 14 VII 1897. (Survie de 1 an et 2 mois).
323	Hahn (Beas Berl. Kl. Woch., 18 I 1897).	H 56	Adéno - sarcome (diagn. précoce).	19 VI 1895	Résection et anastom. termino-terminale.	Le 4 I 1897, l'opéré se porte bien (6 m. 1/2).
324	V. Eiselsberg (Arch. f. Klin. chir., vol. 54, p. 575).	F 47	Cancer du pylore mobile. Ganglions sur la gde courbure.	26 VI 1895	Résection. Procédé de Billroth. (12 cm. sur 3 cm. de long).	Après 5 mois, état excellent.
325	V. Eiselsberg (Arch. f. Kl. chir., vol. 54, p. 574).	F 49	Squirre du pylore mobile.	29 VII 1895	Résection. procédé de Billroth. (9 cm. sur 8 cm. de long).	Récidive au 4e mois. Gastro-entérostomie. Guérison opératoire.
326	Schede (in Schmieden Inaug. Diss. Bonn 1897).	H 63	Cancer du pylore.	1 X 1895	Résection et anastom. termino-terminale.	Sorti guéri le 26 X (25e jour)

No	OPÉRATEUR BIBLIOGRAPHIE	SEXE ET ÂGE	DIAGNOSTIC	DATE DE L'OPÉRATION	OPÉRATION	RÉSULTATS SURVIE
327	V. Eiselsberg (Arch. f. Klin. chir., vol. 54, p. 574).	F 45	Adénocarcinome du pylore n obile. Adénopathies.	25 X 1896	Résection, procédé de Billroth. (15 cm. sur 8 cm. de long).	État excellent après 2 mois.
328	Lindner (E. Reichard Berl. Kl. Woch., 1897, p. 978).	H 51	Cancer de la face postér.re de l'estomac et du pylore	26 X 1896	Résection. Anastom. termino-terminale.	Mort 3 jours après.
329	Deriajinsky (Soc. de chir. de Moscou, t. XV, nº IV).	F 46	Cancer du pylore, de la petite courbure et de la paroi postérieure.	1896	Résection du pylore, de la petite courbure jusqu'au cardia.	Mort la 6e semaine.
330 et 331	Van Iterson (Congrès de Moscou, 1897).	?	Deux Cancers du pylore.	1896	Résec. sans anesth.ie générale. Pas d'indicat. du mode d'anastomose Probablem.t termino-terminale.	Mort au bout de 29 jours. Guérison depuis 16 mois.
332	Kümmel (Arch. f. Kl. chir. vol. 53, p. 87).	?	Cancer du pylore.	1896	Résect. de l'estomac presque en entier. Anast. term.-termin.	Mort au bout de 48 h.
333	Péan (Académie de Médec.,13 VII, 1897).	F 56	Cancer du pylore et de la moitié droite de l'estomac.	Janvier 1897	Résection dépassant la néoplasie de 6 cm. sur l'estom., de 5 cm. sur le duodénum	En excellent état en mai 1898 Augmentation de 40 kilogr. (16 mois).
334	Krönlein (Arch. f. Kl. chir , 1898, p. 450, cas 13).	F 56	Cancer du pylore	6 II 1897	Pylorectomie et anastomose termino-terminale.	Mort le 30 XII 1897 (11 mois)
335	M. Richardson (Boston med and Surg. Journ., 4 août 1898).	F 67	Cancer du pylore adhérent au pancréas.	21 IV 1897	Pylorectomie. Résect d'une portion du pancréas. Anastomose termino-terminale.	Mort le 30 I 1898 (9 mois de durée, dont 6 m. en très bonne santé).
336	Tuffier (Bull. et Mém. Soc. chir. 15 III 1898).	F 32	Cancer du pylore et adénopath. sur les 2 courbures.	3 VIII 1897	Résection, ablation de quelques ganglions. Suture term.-term.	Mort en novembre (3 mois de survie).
337 à 343	Kader (Centr. f. chir., Bd 24, p.1036 et Cong de Moscou. 1897).	?	Sept cancers du pylore.	III 1895 au 1er VIII 97	Résection et anastom. termino-terminale.	3 Morts. 4 Guérisons.
344	Buchanan (Annals of. Surgery, XXVI, 1897).	H 62	Sarcome de l'estomac et du grd épiploon.	11 IX 1897	Les adhérences sont détachées par dissection. Résect., tumeur d'une livre 9 onces.	Mort le 5e jour.
345	Hartmann (Th.de Guinard , Paris , 1898, p. 295.	F 45	Cancer du corps de l'estomac	11 X 1897	Résection annulaire du tiers de l'estom.	Santé bonne en nov. 1898 (13 mois).
346	Morison (Brit. Med. Journ. 19 II 1898, p. 181).	H 40	Cancer du pylore et gastrectasie.	21 X 1897	Résection et abouchement termino-terminal.	Guérison opératoire. En bonne santé le 8 II 1898 (3 m. 1/2).

No	OPÉRATEUR BIBLIOGRAPHIE	SEXE ET AGE	DIAGNOSTIC	DATE DE L'OPÉRATION	OPÉRATION	RÉSULTATS SURVIE
347	Krönlein (Arch. f. Kl. chir., 1898, p. 140, cas 18).	F 47	Cancer du pylore	10 XI 1897	Pylorectomie et anastomose termino-terminale.	Vivait en juillet 1898 (9 mois).
348	Périer (Th. de Guinard. Paris 1898, p. 302).	F 50	Cancer du corps de l'estomac.	18 XI 1897	Gastrectomie annulaire partielle.	Présentée, très bonne santé, le 15 XI 1898, à l'Académie de médecine (1 an).
349	Ricard (Th. de M. Guinard. Paris 1898, p. 242).	F 67	Cancer du pylore, gastrectasie.	22 XII 1897	Résection et anastom. termino-terminale. La portion réséquée est de 8 cm. de long.	En bon état, fin mai 1898 (4 mois)
350	Kolaczeck (Allg. med. centr. zeit., 1898, p. 723).	F 49	Cancer de la petite courbure.	29 XII 1897	Vaste résect. et anastomose termino-terminale.	La malade vit en juillet 1898 (7 mois).
351	Lambotte (Ann. Soc. Belge de chir. 1898, p. 247).	H 46	Cancer en masse de l'estomac, du pylore au cardia, le long de la petite courbure.	30 XII 1897	Résect., ablation des gangl. et des adhérences. Suture en raquette term.-terminale.	Guérison opératoire.
352	Körte (Soc. de chir. Berlin. 13 XII 1897).	F 37	Adéno-carcinome de la paroi antérieure.	1897	Résection annulaire cylindr. d'une partie de l'estomac. Suture annulaire.	Guérison.
353 à 356	Lindner (Soc. des chirurgiens de Berlin, 14 II 1898).	?	Quatre cancers du pylore.	1897	Résect. pyloro-gastriques étendue jusqu'aux 4/5 de l'estomac.	Présentation de ces quatre opérés le 14 II 1898.
357	Schede (Schmieden, Inaug. Diss. Bonn, 1897).	F	Cancer de la petite courbure.	1897	Résection annulaire de l'estomac. Suture annulaire.	Suites favorables.
358	Summa et Bernays (Journ. Amer. med. Assoc., 12 fev. 1898).	H 42	Cancer du corps de l'estomac.	11 I 1898	Résection cardiogastrique avec anastom. termino-terminale.	Mort 30 heures après l'opération.
359	Ricard (Th. de E. Guinard, Paris 1898, p. 211).	H 37	Cancer du pylore, de la petite courbure et de la face postre de l'estom.	9 II 1898	Résection et anastom. termino-terminale.	Guérison opératoire.
360	Rochard (Th. de E. Guinard. Paris 1898, p. 215).	F 37	Cancer du pylore (squirrhe).	14 II 1898	Résection et anastom. termino-terminale.	Mort le 4e jour après l'opération.
361	Krönlein (Arch. f. Kl. chir. 1898, p. 150, cas 20).	H 46	Cancer du pylore	16 II 18 98	... m. P termino-terminale.	Vivait en juillet 1898 (5 mois).
362	Kolaczeck (Allg. Med. Cent. z. 1898, 723).	F	Cancer du pylore et de l'estomac.	Mars 1898 ?	Résection et anastom. termino-terminale.	Mort le lendemain.

No	OPÉRATEUR BIBLIOGRAPHIE	SEXE ET AGE	DIAGNOSTIC	DATE DE L'OPÉRATION	OPÉRATION	RÉSULTATS SURVIE
363	Krönlein (Arch. f. Kl. chir., 1898, p. 450, cas 22).	H 51	Cancer du pylore.	22 IV 1898	Résection et anastom. termino-terminale.	Vivait en juillet 1898 (2 mois 1/2).
364	Krönlein (Arch. f. Kl. chir., 1898, p. 450, cas 23).	H 43	Cancer du pylore	12 V 1898	Résection et anastom. termino-terminale	Vivait en juillet 1898 (1 mois).
365	Krönlein (Arch. f. Kl. chir., 1898, p. 450, cas 21).	F 62	Cancer du pylore.	4 IV 1898	Résection et anastom. termino-terminale.	Vivait en juillet 1898 (3 mois).
366	Krönlein (Arch. f. Kl. chir., 1898, p. 450, cas 24).	H 63	Idem.	15 VI 1898	Pyloreet. et anastom. termino-terminale.	Guérison opératoire.

DEUXIÈME TABLEAU

Résections de l'estomac et du pylore suivies d'anastomose termino-latérale

No	OPÉRATEUR BIBLIOGRAPHIE	SEXE ET AGE	DIAGNOSTIC	DATE DE L'OPÉRATION	OPÉRATION	RÉSULTATS SURVIE
1	Kocher (Corr. Bl. f. Schw., Aerzte, 1893, p. 694).	H 62	Cancer du pylore et gastrectasie.	3 II 1890	Résection et anastomose termin.-latérale	Mort 10 jours après de cancer du foie.
2	Kocher (Corr. Bl. f. Schw., Aerzte, 1893, p. 716).	F 66	Squirrhe du pylore avec gangl.	28 VII 1890	Résection et gastro-duodénostomie postérieure.	Mort au bout d'un an.
3	Kocher (Corr. Bl. f. Schw., Aerzte, 1893, p. 717).	F	Cancer cylindrique du pylore.	10 II 1891	Résection sous-muqueuse et gastro-duodénostomie post.	Mort de récidive un an après l'opération.
4	Kocher (Corr. Bl. f. Schw., Aerzte, 1893, p. 692).	F 50	Cancer du pylore et du pancréas.	17 VI 1891	Résection très étend. et gastro-duodénostomie antérieure.	Mort le 8e jour.
5	Kocher (Corr. Bl. f. Schw., Aerzte, 1893, p. 693).	H 70	Cancer et dilatation considérable de l'estomac	Juin 1891	Pylorectomie et gastro-duodénost postérieure.	Mort le 20e jour.
6	Kocher (Corr. Bl. f. Schw., Aerzte, 1893, p. 717).	H 44	Cancer du pylore et ganglions.	14 VI 1893	Résect. (12 cm. sur 9 de long) et gastro-duodénost. poster.	Guérison. État excellent en février 1895, (20 mois après).

N°	OPÉRATEUR BIBLIOGRAPHIE	SEXE ET AGE	DIAGNOSTIC	DATE DE L'OPÉRATION	OPÉRATION	RÉSULTATS SURVIE
7	Lauenstein (Deut. Z., 1897, p. 241).	F 55	Cancer du pylore et de la petite courbure.	30 VI 1893	Résection (17 cm. de long sur 6 de large) Gastroduodén. post.	Mort le 18 juillet, après une gastro-entérest. (18 jours).
8	Kocher (Corr. Bl. f. Schw., Aerzte, 1893, p. 719).	F 40	Cancer du pylore adhérent au pancréas.	7 VII 1893	Résection et gastro-duodénostomie postérieure.	Guéris. En févr. 1895, les vomissem. et les douleurs reparaissent (19 mois).
9	Ferguson (Chicago clin. Rev., juin 1894).	F	Cancer du pylore.	25 VII 1893	Résection et gastro-duodénostomie avec le bouton de Murphy. Durée 1 h. 20.	État général bon, le 28 décembre (5 mois après).
10	Kocher (Corr. Bl. f. Schw. Aerzte, 1893, p. 720).	H 46	Carcinome cylindrique et gangl.	29 VII 1893	Résection du pylore et gastroduodénostomie postérieure.	Guér. En févr. 1895, cancer du rectum. Pas de récid. au niveau de l'estomac. M. bientôt apr. 20 m.
11	Kocher (Corr. Bl. f. Schw., Aerzte, 1893, p. 721).	F 44	Cancer développé sur un ulcère. Diagn. douteux.	23 VIII 1893	Résection de 8 cm. et gastroduodénostom. postérieure.	Guérison Etat excellent en février 1895 (18 mois).
12	Kocher (Deut. Med. Woch., 1895, p. 250, cas n° 10).	H 55	Carcinome cylindrique greffé sur un ulcère.	28 XI 1893	Pylorectomie et gastroduodénost. postérieure.	Réc'dive locale au bout de 13 mois.
13	Hochenegg (Porges. Wien. Kl. Woch., 1897, p. 310, cas 1).	H 41	Cancer du pylore et de la petite courbure.	27 I 1894	Pylorectomie par le procédé de Kocher.	Récidive au 6e mois, mort au bout d'un an.
14	Wiesinger (Münch. med. Woch., 1894).	H 35	Cancer du pylore.	Mars 1894	Pylorectomie par le procédé de Kocher. Durée 2 h. 1/2.	Guérison opératoire.
15	Kocher (Deut. Med. Woch., 1895, cas 11, p. 269).	F 42	Adénome gastrique.	21 V 1894	Pylorectomie et gastro-duodénostomie postérieure.	Mort le 14 juin d'embolie cérébrale (19e jour).
16	Kocher (Deut. Med. Woch., 1895, cas 13, p. 271).	H 45	Cancer greffé sur un ulcère et ganglions.	26 VI 1894	Idem	Guérison. Etat excellent en janvier 1898. (3 ans 1/2).
17	Hochenegg (Porges. Wien. Kl. Woch., 1897, p. 310, cas 2).	H 36	Squirrhe du pyl. et de la petite courb. sans adhérences.	5 VIII 1894	Pylorectomie par le procédé de Kocher.	Mort de récidive en octobre 1896 (26 mois).
18	Kocher (Deut. Med. Woch., 1895, p. 272, cas 14).	H 49	Cancer volumineux de l'estomac et du pylore.	8 VIII 1894	Vaste résection pyl.-gastrique jusqu'à 2 doigts du cardia et gastro-duodénostomie postérieure.	Etat local parfait le 28 décembre 1894 (5 mois).
19	Wittwer (Duvisier, Th. de Paris, 1895).		Cancer du pylore.	10 IX 1894	Résect. et gastro-duodénost. post. avec le bouton de Murphy.	Mort le 5e jour

No	OPÉRATEUR BIBLIOGRAPHIE	SEXE ET AGE	DIAGNOSTIC	DATE DE L'OPÉRATION	OPÉRATION	RÉSULTATS SURVIE
20	Hochenegg (Porges. Wien. Klin. Woch., 1897, p. 310, cas 3).	F 51	Cancer du pylore et de l'estomac.	30 X 1894	Pylorectomie par le procédé de Kocher.	Guérison opératoire.
21 et 22	Graser (Centr. f. chir., 1895, n° 27, p. 84).		2 cas de cancer du pylore.	1894	Pylorectom'e par la méthode de Kocher.	Deux guérisons opératoires.
23	Koerte (Allgem. Med. Centralzeit., 1894, n° 100, p. 1197).		Cancer du pylore.	1894	Résection et gastro-duodénostomie de Kocher.	Guérison plus de 4 mois.
24	Sick (Grafe. Arch. f. Klin. chir., vol 52, p. 251, cas 8, 1896).	F 52	Cancer infiltré siégeant au-dessus du pylore.	11 I 1895	Résect. et gastro-duodénost. post. avec le bouton de Murphy. Durée 2 heures.	Mort le 4e jour.
25	Carle (Arch. f. Klin. Chir., vol. 56, p. 265, cas 68).	F 55	Cancer médullaire du pylore et de la petite courbure.	23 I 1895	Manuel opératoire de Kocher. Gastro-duodénostomie postér. au bout. de Murphy.	Mort de syncope 62 jours après l'opération.
26	Kocher (Deut. Med. Woch., 1895, p. 288, cas 16).	F 44	Cancer de l'estomac et du pylore.	Février 1895	Résection et gastro-duodénostomie postérieure.	Guérison opératoire.
27	Carle (Arch. f. Klin. Chir., vol. 56, p. 268, cas. 69).	H 55	Adénome du pyl.	16 VII 1895	Procédé de Kocher. Gastro-duodénostomie postérieure au bouton de Murphy.	Guérison depuis 2 ans.
28	Carle (Arch. f. Klin. Chir., vol 56, p. 269, cas 70).	H 55	Adéno carcinome du pyl. et des 2 courb. de l'estomac.	3 X 1895	Procédé de Kocher. Gastro-duodénostomie postérieure au bouton de Murphy.	Mort 5 mois après, de récidive dans le foie.
29	V. Manteuffel (Fick. Arch. f. Kl. ch., vol. 54, p. 528, cas 1, 1897).	F 30	Cancer ou sarcome du pylore et gastrectasie.	15 XI 1895	Procédé de Kocher. Pylorectomie et gastro-duodénostomie.	Mort en septembre 1896 de récidive (10 mois de survie).
30	Kümmel (Arch. f. Kl. chir., vol. 53, p. 87).	F 41	Adénocarcinome alvéolre du pylore (diagn. précoce).	11 XII 1895	Résection, gastroduodénostomie postér au bouton de Murphy.	Mort de carcinose en 1896. (Survie de 7 à 8 mois).
31	Gœpel (Société méd. de Leipzig, 15 octobre 1895).	F 35	Cancer du pylore non adhérent.	1895	Pylorectomie par le procédé de Kocher.	Guérison deux mois après l'opération.
32	V. Manteuffel (Fick. Arch. f. Klin. chir., vol. 54, p. 528, cas 3, 1897).	H 38	Cancer du pylore envahissant le quart de l'estomac	26 I 1896	Résection large, résection de 8 cm. du côlon. Anastomose termino-latérale.	En octobre 1896, gastroentérostomie. Mort en février 1897 (13 mois).
33	Carle (Arch. f Klin. chir., vol. 56, p. 271, cas 71).	F 66	Carcinome infiltré du pylore et de la pet'e courbure.	9 II 1896	Procédé de Kocher. gastroduodénostomie postérieure au bouton de Murphy.	Mort 37 jours après l'opération.

N°	OPÉRATEUR BIBLIOGRAPHIE	SEXE ET AGE	DIAGNOSTIC	DATE DE L'OPÉRATION	OPÉRATION	RÉSULTATS SURVIE
34	Alsberg (Münch. med. Woch., 15 décembre 1896).	H 45	Carcinome médullaire du pylore très adhérent.	15 II 1896	Pylorectomie par la méthode de Kocher.	Pas de récidive sept mois après l'opération.
35	Alsberg (Münch. med. Woch., 15 décembre 1896).	H 59	Cancer cylindriq. du pylore avec adhérences.	8 IV 1896	Résection et gastroduodénostomie postérieure.	État excellent 5 mois après l'opération.
36	Carle (Arch. f. Klin. chir., vol. 56, p. 271, cas 72).	F 38	Carcinome infiltré du pylore étendu aux 2 faces de l'estomac.	25 IV 1896	Procédé de Kocher, gastroduodénostomie postérieure avec le bouton de Murphy.	14 mois après l'opérat. l'opérée va bien.
37	V. Manteuffel (Fick. Arch. f. Klin. chir., vol. 54, p. 528, cas 4, 1897).	H 19	Tumeur du pylore diffusée à l'estomac.	7 X 1896	Pylorectomie par le procédé de Kocher.	Guérison opératoire. État excell. en mars 1897 (5 mois).
38	V. Manteuffel (Fick. Arch. f. Klin. chir., 1897, vol. 54, p. 528, cas 5).	F 43	Carcinome infiltré du pylore étendu à l'estomac.	12 XI 1896	Procédé opératoire de Kocher.	Guérison opératoire.
39	Lauwers (Ann. de la Soc. Belge de chir., 1898 VI, p. 79).	F	Cancer du pylore.	1896	Pylorectomie et gastroduodénostomie de Kocher.	Bonne santé depuis 2 ans 1/2
40 à 49	Kocher (Congrès français de chirurgie de 1896).		Dix cancers du pylore.	1895 et 1896	10 Pylorectomies avec gastroduodénostomie	8 Guérisons. 2 Morts.
50 à 54	Péan (Congrès de chirurgie de 1896).	?	Cinq cancers du pylore.	Avant 1896	5 pylorectomies gastroduodénost. à l'aide du bout. de Murphy.	5 guérisons, dont une remontant à plus de 8 mois.
55	Kümmel (Arch. f. Kl. chir., vol. 53, p. 87, 1896).	H 59	Cancer du pylore	1896 ?	Résection. Bouton de Murphy pour la gastro-duodénost. post	Mort le 6e jour de pneumonie.
56	Idem.	?	Idem.	1896 ?	Idem	Guérison opératoire.
57	Idem.	F 66	Idem.	1896 ?	Idem.	Mort par embolie le 14e jour.
58	Idem.	F 60	Idem.	1896 ?	Idem.	Mort le 2e jour après l'opération.
59	Idem.	?	Idem.	1896 ?	Idem.	Guérison opératoire.
60	Julliard (Revue méd. d. la Suisse romande, XVII, p. 393).	H 41	Idem.	9 III 1897	Résection et gastroduodénostomie postér. Durée 2 h. 20.	Bon état général deux mois après.
61	Herczel (Pest. med. chir. Presse, 1897, p. 1197).	H 59	Cancer de l'estomac. (Pylore et face antérieure et postérieure).	7 IV 1897	Résection et gastroduodénostomie postérieure avec le bouton de Murphy. Durée 2 h. 40.	Gastrotomie le 1er juin pour retirer le bouton. Guérison 3 sem. après. (2 mois 1/2).

No	OPÉRATEUR BIBLIOGRAPHIE	SEXE ET AGE	DIAGNOSTIC	DATE DE L'OPÉRATION	OPÉRATION	RÉSULTATS SURVIE
62	Hume (Lancet, 1897, tome 2, p. 1531).	F 49	Cancer du pylore	30 VI 1897	Pylorect. et gastro-duodénostomie.	En bonne santé le 1er nov. 1897 (4 mois).
63	Krumm (Arch. f. Kl. chir., 1898, vol. 56, p. 827, cas 1).	F 43	Idem.	3 VII 1897	Résection du tiers inférieur de l'estomac et gastro-duodénost.	A la fin de décembre 1897, santé excellente (6 mois).
64	Krumm (Arch. f. Kl. chir., 1898, vol. 56, p. 827, cas 2).	F 60	Adénocarcinome sténosant du pylore.	31 VIII 1897	Pylorect. typique et gastr.-duodénostom. (procédé de Kocher).	Santé très bonne 5 mois et demi après l'opération.
65	Hartmann(Th. de Guinard, Paris 1898, p. 262).	F 47	Cancer du pylore. (Carcinome cylindrique).	31 VIII 1897	Résection et gastro-duodénostomie postérieure.	Pas de récidive en novembre 1898 (14 mois).
66	Mayo (Jour. Am. med. Assoc., 1898, XXXI, p. 325, cas 1).	F 61	Cancer du pylore.	1er X 1897	Pylorect. et gastro-duodénostomie au bouton de Murphy.	Sorti guéri le 30 XI 1897 (2 mois).
67	Mayo (Jour. Am med. Assoc., 1898, XXXI, p. 325, cas 2).	F 51	Cancer de l'estom. et du pylore.	25 XI 1897	Pylorec. gastrec.part. et gastro-duodénost. au bout de Murphy.	Sorti le 23 XII 1897 (1 mois).
68	Tuffier (Bull. et mém. Soc. de chir. de Paris, 15 mars 1898, p. 253).	F 40	Tumeur du pylore avec gastrectas. Pas de ganglions.	14 XII 1897	Résection et gastro-duodénostomie postérieure.	Présentée à la Société de chirurgie le 7 mars 1898 en bon état. (3 mois).
69	Socin (Corr. Bl. f. Schw. Aerzte, 1897, p. 309).	?	Cancer du pylore.	1897	Pylorect. par le procédé de Kocher.	Aucun renseignem.
70	Schmidt (Deut. Zeit. f. chir., n° 1, 1898).	F 48	Idem.	3 I 1898	Pylorect. et gastro-duodénostomie de Kocher.	Mort le 28 février. Survie de près de 2 mois.
71	Mayo (Jour. Am. med. Assoc., 1898, XXXI, p. 325, cas 3).	H 42	Idem.	5 I 1898	Pylorect. et gastro-duodénost. au bouton de Murphy. Ultérieurement gastro-jéjunostomie.	En très bonne santé au mois d'août 1898. (7 mois).
72	Hartmann (Th. de Guinard, Paris, 1898, p. 266).	H 54	Idem.	10 I 1898	Pylorect. et gastro-duodénostomie postérieure.	Mort en juillet 1898. (6 mois).
73	Tuffier (Th. de Thiers, Paris, 1898, p. 48).	H 41	Cancer de l'estomac (région pylorique et petite courbure).	20 III 1898	Résection et gastro-duodénostomie postérieure.	Revu en bonne santé le 29 juin (3 mois).
74	Hartmann (Th. de Guinard, Paris, 1898, p. 271).	H 55	Cancer du pylore.	35 V 1898	Pylorect et gast.-duodénost. postér. Durée 2 h. 0.	Mort le même jour.
75	Hartmann (Th. de Guinard, Paris, 1898, p. 273).	H 45	Idem.	1er VI 1898	Pylorect. de Kocher et gastr.-duodénostom. postér. Durée 2 h.	Mort le lendemain.

TROISIÈME TABLEAU

Résections de l'estomac et du pylore suivies d'anastomose terminale

Nº	OPÉRATEUR BIBLIOGRAPHIE	SEXE ET AGE	DIAGNOSTIC	DATE DE L'OPÉRATION	OPÉRATION	RÉSULTATS SURVIE
1	Billroth (v. Hacker, Wiener. med. Woch., 1881, p. 274).	H 48	Cancer du ventricule gastrique très mobile.	15 I 1885	Gastroentérostom. de Wölfler. Dur. 1/2 h. Résect. Dur. 1 h. 3/4.	Mort après 4 mois.
2	V. Eiselsberg (Langenbeck archiv. vol. 39, p. 796).	F 45	Cancer du pylore très étendu mais nettement limité.	2 VI 1888	Résection et gastro-entérostomie. Durée 3 h. 1/2.	Mort le 2e jour de péritonite.
3	Rawdon (Brit. med. jour. 1890, I, p. 123).	H 56	Cancer du pylore	Comm¹ de 1890	Résection et gastro-entérostomie par le procédé de Senn. Durée 1 heure.	Mort le 21 XII 1891 (5 ans).
4	Tubolske(Med. News., 10 V 1890, p. 593).	H 30	Cancer du pylore.	Mars 1890	Gastro-entérostomie avec les anneaux en catgut de Brokaw. Pylorectomie. Durée 1 h. 40.	Mort de choc au bout de 26 heures.
5	W. Bull (Med. Rec., 1891, p. 39).	F 27	Cancer du pylore.	10 III 1890	Résection et gastro-entérostomie.	Guérison. Pas de récidive après 7 mois.
6	W. Bull (Med. Rec., 1891, p. 39).	F 63	Cancer du pylore.	20 VIII 1890	Résection et gastro-entérostomie.	Mort de péritonite (sutures mal faites) le 7e jour.
7	W. Bull (Med. Rec., 1891, p. 39).	F 63	Cancer du pylore.	Fin de 1890	Résection et gastro-entérostomie.	Mort de péritonite (oubli d'une éponge dans l'estomac et distension des sutur).
8	Tubolske(Amer. med. News., 1891, p. 263).	F 50	Cancer du pylore.	Mars 1891	Gastroentérostom. et trois mois plus tard excision du pylore.	Mort 4 mois après de gastro-entérite. Pas de récidive.
9	Bowremann (Jesset, Lancet, 1891, II, p. 924).	F 38	Cancer mobile du pylore.	4 VIII 1891	Résection et gastro-entérostomie avec les plaques d'os décalcifié de Senn.	Guérison opératoire.
10	Smith (Lancet, 1891, p. 1070).	?	Cancer du pylore.	1891	Pylorectomie et gastroentérostomie.	Mort opératoire.
11	Doyen (Trait. chir. des aff. de l'estom., Paris 1895, cas 3).	F 31	Cancer du pylore s'étendant sur le quart de la grand. courbure et des 2 faces de l'estom	13 IV 1892	Résection, occlusion des 2 orifices, gastrique et duodénal, et gastro-entérostomie antérieure.	Guérison opératoire.

N°	OPÉRATEUR BIBLIOGRAPHIE	SEXE ET AGE	DIAGNOSTIC	DATE DE L'OPÉRATION	OPÉRATION	RÉSULTATS SURVIE
12	Doyen (Arch. prov. de chir., juillet 1892).	F 39	Cancer du pylore et des deux tiers de l'estomac.	16 V 1892	Vaste résection pylorogastrique et gastrojejunostomie en raquette.	Mort le 9e jour.
13	Doyen (Trait. chir. des affect. de l'estomac, Paris, 1895, cas 4).	H 40	Cancer du pylore.	9 VII 1892	Résection, occlusion des orifices gastrique et duodénal, gastroentérostomie antérieure.	Guérison opératoire.
14	Morison (Lancet,1893, p. 1148).	H 65	Squirrhe annulaire du pylore.	3 VIII 1892	Gastroentérostomie avec les plaques de Senn. Pylorectomie. Durée 2 heures.	Mort le 6 mars 1893 (7 mois).
15	Doyen (Trait. chir. des affections de l'estomac. Paris, 1895, cas 5).	F 30	Cancer du pylore.	6 IX 1892	Résect., occlusion des orifices gastrique et duodénal, gastroentérostomie antérre.	Guérison opératoire.
16	Lauenstein. (Deut. z. f.chir., vol. 44, p.245, cas 12).	F 66	Cancer du pylore et de la petite courbure.	22 II 1893	Pylorectomie et gastroentérostomie. Durée 57 minutes.	Mort 4 jours après.
17	Doyen (Trait. chir. des affect. de l'estomac. Paris, 1895, cas 7).	F 47	Cancer du pylore.	1 IX 1893	Résect., occlusion des orifices gastrique et duodénal, gastroentérostomie antérre.	Mort le 3me jour.
18	Czerny (Mündler.Beit. z. Kl. chir., 1895, cas 3).	H 42	Cancer du pylore et gastrectasie.	13 XI 1893	Pyloréct et gastroentérost Résect. de 15 cm. de long. Durée 2 heures.	Mort 9 jours après l'opération.
19	Doyen (Trait.chir. des affect. de l'estomac. Paris, 1895, cas 6).	F 40	Cancer du pylore.	Nov. 1893	Résect., occlusion des orifices gastrique et duodénal, gastroentérostomie antérre.	Mort le 20e jour, de péritonite suppurée.
20 et 21	Roux (Congr. franç. de chirurgie, 1893).	?	Deux cancers du pylore.	1893	Résection avec gastrojejunostomie en raquette.	2 Morts.
22	V. Hacker (Wiener. Kl. Woch., 1895,n°15 à 36).	F 63	Cancer du pylore adhérent au pancréas.	2 IV 1894	Gastroentérost.post. résect. et occlusion des deux bouts.	Mort de récidive dans les premiers mois.
23	Lindner (Reichard Berl. Kl. Woch., 1897, p. 978, cas 3).	F 57	Cancer du pylore.	17 IV 1894	Résect., occlusion des orifices gastrique et duodénal, gastroentérostomie.	Mort le 3e jour.
24	Quénu (Sem. méd., 11 juillet 1895, p. 139).	F 32	Epithélioma du pylore.	5 V 1894	Gastrojejunostomie à l'aide du bouton de Murphy. Pyloréct. et occlus. des 2 bouts.	Récidive en mai 1895 Mort le 2 octobre (17 mois)

N°	OPÉRATEUR BIBLIOGRAPHIE	SEXE ET AGE	DIAGNOSTIC	DATE DE L'OPÉRATION	OPÉRATION	RÉSULTATS SURVIE
25	Kocher (Deut. Med. Woch., 1895, p. 270, cas 12).	F	Cancer du pylore adhérent.	13 VI 1894	Pylorectomie gastrojejunostomie.	L'opérée vit encore en février 1895 (8 mois).
26	Kablukow (Petersb. med. Woch. f. 1895).	F	Cancer du pylore et de la grande courbure.	1894	Pylorectomie et gastroentérostomie.	Bon état général six mois après l'opérat.
27	Karg (Centr. chir. 1895, p. 758), et 1898, n° 26, p. 126).	F 32	Cancer sténosant du pylore.	23 III 1895	Pylorectomie et gastroentérostomie postérieure.	La malade put subir avec succès une ovariotomie double 2 m. après son opér. gastrique. Mort en janvier 1897 (22 mois).
28	Karg (Centr. f. chir., 1898, p. 126, cas 1).	F 54	Cancer du pylore greffé sur un ulcère.	27 V 1895	Pylorectomie par le procédé de Billroth (2e manière).	Guérison maintenue en avril 1898 (Près de 3 ans).
29	Bilhaut (Bull. de la polyclin. de l'Hôp. Intern., août 1897).	H 55	Cancer du pylore et du duodénum.	4 VI 1895	Pylorectomie et gastrojejunostomie antérieure.	Sorti le 10 juillet. Mort peu après de pneumonie (2e mois).
30	Karg (Centr. f. chir., 1898, n° 26, p. 126, cas 3).	F 42	Cancer du pylore.	7 IX 1895	Vaste résection pylorogastrique et gastrojejunostomie.	Guérison.
31	Karg (Centr. f. chir., 1898, n° 26, p. 126, cas 2).	H 56	Cancer du pylore.	21 XI 1895	Pylorectomie et procédé de Billroth (2e manière).	Guérison.
32	Socin (Corresp. Bl. f. Schw. Aerzte, p. 207, 1896, et p. 306, 1897).	F 45	Carcinome cylindrique du pylore.	Décem. 1895	Pylorectomie et gastrojejunostomie.	État excellent en février 1897 (14 mois).
33	Garré (Korr. Bl. des Allg. Meckl. Aerzt., Rostock, 1895, p. 254).		Cancer du pylore.	1895	Idem.	Guérison.
34	Manteuffel (Fick. Arch f. Kl. Chir., vol. 54, cas 2), p. 530.	F 37	Cancer du pylore et de la petite courbure.	14 I 1896	Résection et gastroentérostomie postér.	Mort le 9e jour.
35	Chaput (Bull. et Mém. Soc. Méd. des Hôp. de Paris, 1897, p. 1164).	H 51	Cancer annulaire du pylore.	18 VII 1896	Résection et gastroentérostomie antér. avec le bouton de Chaput. Durée 2 h.	Présenté en excellent état à la Société de chirurgie le 9 mars 1898 (20 mois).
36	Lindner (Reichard. Berl. Kl. Woch., 1897, p. 978, cas 4).	H 53	Cancer du pylore.	13 XI 1896	Résection-occlus. de l'estomac et du duodénum. Gastrocentér.	Mort dans le collapsus le lendemain
37	Lindner (Reichard, Berl. Kl. Woch., 1897, p. 978, cas 7).	H 58	Cancer du pylore.	4 XII 1896	Résection. Anastom. latérale.	Mort au bout de 5 semaines.

Nº	OPÉRATEUR BIBLIOGRAPHIE	SEXE ET AGE	DIAGNOSTIC	DATE DE L'OPÉRATION	OPÉRATION	RÉSULTATS SUIVIE
38	Lindner (Reichard, Berl Kl. Woch.,1897, p. 978, cas 8).	F 32	Cancer du pylore	31 XII 1896	Résection de plus de 2/3 de l'estomac. Anastomose latérale.	Guérison. Etat général bon le 12 X 1897 (9 mois et demi).
39	Kümmel (Arch. f. Kl. Chir., vol. 53, p. 87. 1896).	F	Cancer du pylore.	1896	Gastroenterost. avec le bout. de Murphy. Au bout de 3 semaines, pylorectomie.	Mort quelq. semaines après la 2ª intervention (? mois env.)
40	Carle (Arch. f. Kl. Chir., vol.56, cas 73).	H 50	Cancer médullaire du pylore et des deux faces de l'estomac.	12 I 1897	Gastroenterost. postérieure avec le bouton de Murphy. Résection de la tumeur, occlusion du duodénum et de l'estomac. Durée 1 h. 10.	Mort le 52ª jour.
41	Nové-Josserand (Roubion, Lyon-Médical, vol. 84, pp. 306 et 346).	F 43	Linite plastique du pylore et de la portion voisine de l'estom.	20 I 1897	Gastrojejunosto. par le bouton de Villard. Résection et occlusion des deux bouts.	Mort le 10ª jour, de bronchopneumonie.
42	Lindner (Reichard, Berl. Kl. Woch., 1897, p. 978, cas 9)	F 37	Cancer colloïde de la petite courbure.	30 I 1897	Vaste résection pylor. gastrique anastomose latérale.	Mort dans le collapsus le lendemain.
43	Lindner (Reichard, Berl. Kl. Woch., 1897, p. 978, cas 10).	F 45	Cancer du pylore	2 II 1897	Résection et anastomose latérale.	En octobre 1897, retour à la santé. (8 mois).
44	Carle (Arch. f. Kl. chir., vol. 56, cas 74).	F 38	Cancer du pylore et de la paroi antérieure de l'estomac.	17 IV 1897	Gastro-entérost. avec le bouton le Murphy. Résect. et occlusion de l'estomac et du duoden. D. 50 min.	Guérison opératoire. Sort le 30ª jour.
45	Lindner (Reichard, Berl. Kl. Woch., 1897, p. 978, cas 12).	F 56	Carcinome du pylore.	24 IV 1897	Résection et anastomose latérale. Durée 2 h. 1/4.	Mort le 28 avril. (5ª jour)
46	Lindner (Reichard, Berl. Kl. Woch., 1897, p. 978, cas 13).	F 45	Cancer du pylore.	3 V 1897	Résection et anastomose latérale.	Mort le lendemain.
47	Lindner (Reichard, Berl. Kl. Woch., 1897, p. 978, cas 15).	F 47	Cancer développé sur un ulcère, au-dessous du pylore.	18 VIII 1897	Résection de l'estomac presque en entier et gastro-entérostomie postérieur.	Guérison opératoire.
48	Carle (Arch. f. Kl. chir., vol. 56, cas 81).	F 46	Cancer du pylore, de la face antérieure et de la petite courbure.	20 IX 1897	Gastro-entérostomie bouton de Murphy. Résection du pylore et du tiers de l'estomac. Durée 1 heure.	?
49	Lindner (Reichard, Berl. Kl. Woch., 1897, p. 978, cas 16).	F 55	Cancer du pylore et de la grande courbure.	27 IV 1897	Résection pylorogastrique large et anastomose latérale.	Mort 2 jours après.

No	OPÉRATEUR BIBLIOGRAPHIE	SEXE ET AGE	DIAGNOSTIC	DATE DE L'OPÉRATION	OPÉRATION	RÉSULTATS SURVIE
50	Carle (Arch. f. Kl. chir., vol. 56, cas 82).	F 54	Squirrhe du pyl.	1o X 1897	Gastro-entérost. Bout. de Murphy. Résect. de 8 à 9 cm. et occlusion des deux orifices. Durée 1 h.	Mort le 6e jour.
51	Franke (16e Congrès des chir. Allemands 1897).	H 31	Volumineux adénome de l'estom.	1897	Gastro-entérostomie, 6 semaines après, résect. de la tumeur.	Guérison opératoire.
52	Lauwers (Ann. de la Soc. belge de chir., 1898, VI, p. 79).	H 67	Cancer du pylore et de la moitié correspondante de l'estomac.	18 III 1898	Résection et gastro-jejunostomie antérieure.	Sorti guéri après 4 semaines.
53	Tuffier (Th. de Thiers Paris, 1898 p. 60).	H 45	Cancer du pylore	7 IV 1898	Gastro-entérostomie transmésocoliq. postérieure, puis pylorectomie.	Revu en bonne santé le 25 juin. (2 mois 1/2).
54	Tietze (All. med. cent. Zeit., 1898, no 59, p. 730).	H	Cancer du pylore et de l'estomac avec adhérences de foie.	5 mai 1898	Pylorect. et gastro-jejunostomie.	Guérison opératoire.
55	Hartmann (Th. de Guinard, Paris, 1898, p. 286).	F 44	Cancer du pylore.	13 VI 1898	Gastro-entérostomie postérieure de Hacker. Résection et occlusion des 2 bouts. Durée 1 h. 35.	Sortie en bon état le 17 juillet. Récidive ganglionnair. en nov. 1898 (5 mois).
56	Hartmann (Th. de Guinard, Paris, 1898, p. 288).	H 33	Cancer du pylore.	21 VI 1898	Résection sur une surface de 130 cent. carrés. Gastro-entérostomie postér. Durée 2 h.	Va très bien en novemb. 1898 (5 mois).
	Faure (Soc. chir., 28 décemb. 1898).	F	Cancer de l'estomac et du pylore.	19 IX 1898	Résect. presque totale Gastro-entérost. post.	Présenté à la Soc. de chir. le 28 décemb.
57 à 70	Doyen (Th. de Guinard, Paris, 1898, p. 276).		14 Cancers du pylore.	95 à 98	Résection avec gastr.-entérostomie antér.	8 guérisons opérat. 6 morts.

6

Après avoir ainsi exposé les observations de pylorectomies et de résections gastriques publiées jusqu'à ces derniers temps, il nous paraît utile de résumer sous forme de statistiques les données que l'on peut tirer de l'examen de ces tableaux.

Expliquons-nous d'abord sur ce que nous entendrons par mortalité opératoire : pour étudier la mortalité et la survie après les opérations sur l'estomac cancéreux, nous nous sommes basés sur 506 cas dans lesquels les suites sont connues ; nous avons recherché combien de malades mouraient de leur opération dans les premiers jours, combien étaient emportés par des complications, du troisième au dixième jour ; l'ensemble de ces deux statistiques nous sert à établir la mortalité opératoire. Nous avons en effet reconnu que du dixième au trentième jour les cas de mort sont très rares, nous en avons recueilli seulement 11 observations sur 506 cas, soit 2 0/0 environ. Nous admettons donc que la mortalité opératoire représente le rapport entre le chiffre des malades opérés et le chiffre de ceux qui succombent avant le dixième jour de choc opératoire ou de complications. Cette limite est peut-être d'une conception trop mathématique, mais elle a l'avantage d'exprimer un rapport entre deux chiffres nettement définis. Si l'on prenait le rapport entre le nombre des interventions et celui des morts avant un mois, on rencontrerait déjà un certain nombre d'observations dans lesquelles les malades sortent vers le vingtième jour avec la mention guérison opératoire et pour lesquels on n'a pas de nouvelles ultérieures. Comme les opérés ne quittent jamais l'hôpital avant le dixième jour, les renseignements fournis sur cette période post-opératoire sont toujours exacts en ce qui concerne la survie.

Lorsque dans une observation nous avons trouvé la mention mort opératoire, sans que fût précisée la durée de la survie, nous avons compris ce cas dans notre statistique de la mortalité opératoire.

Nous avons trouvé 403 observations dans lesquelles le sexe était indiqué : 252 avaient trait à des femmes et 151 seulement à des hommes. Cette plus grande fréquence du cancer opérable chez la femme a été signalée souvent, nous n'y insisterons pas.

L'âge des malades a pu être déterminé dans 367 cas : le maximum de fréquence du cancer opérable paraît être de 45 à 50 ans, ou bien en embrassant une période plus étendue de la vie, de 40 à 55 ans.

Nous avons essayé de déterminer si la mortalité opératoire n'augmentait pas notablement avec l'âge dans nos observations ; le résultat de notre enquête n'a pas été démonstratif et nous ne saurions poser des conclusions fermes à cet égard.

Examinons d'abord le tableau des résections pylorogastriques avec anastomose termino-terminale ; nous pourrons, pour montrer les progrès accomplis depuis le début, le diviser en quatre périodes.

Dans la première qui comprend les cas opérés jusqu'au 1er janvier 1885, sur 76 cancéreux de l'estomac soumis à la cure chirurgicale, nous trouvons 56 décès avant le dixième jour, soit une mortalité opératoire de 73,68 0/0 et 9 survies d'au moins une année.

1 opéré	survécut	1 an	(V. Heinecke, obs. 52)
2 opérés	survécurent	15 mois	(Czerny-Hahn, obs. 67 et 71)
1 opéré	survécut	18 mois 1/2	(Czerny, obs. 13).
1	—	21 mois	(Mickulicz, obs. 40).
1	—	2 ans 1/2	(Rydygier, obs. 69).
1	—	3 ans	(Kocher, obs. 55).
1	vivait après	2 ans 1/2	(Wölfler, obs. 21).
1 autre	—	2 ans	(Billroth, obs. 10)

Nous ne pouvons pas chercher à établir un pourcentage des opérés survivants plus d'un an par rapport au nombre des pylorectomies exécutées, car certains malades signalés comme vivant en bonne santé après 6, 8, 10 mois et dont nous ne faisons pas mention ont pu vivre plus d'une année ; le chiffre que nous obtiendrions serait donc un chiffre minimum susceptible de variations.

Dans la deuxième période, qui va du 1er janvier 1885 au 1er janvier 1890, 79 malades furent opérés et 42 moururent avant le dixième jour, soit 53 0/0. Après leur opération, 13 survécurent au moins 1 an.

1 opéré survécut   1 an   (Billroth, obs. 97).
1   —   —   13 mois   (Schönborn, obs. 110).
1   —   —   16 mois   (Krönlein, obs. 129).
1   —   —   17 mois   (Billroth, obs. 116).
1   —   —   18 mois   (Carle, obs. 103).
1   —   —   26 mois   (Krönlein, obs. 115).
1   —   —   27 mois   (Mickulicz, obs. 150).
1   — eut une récidive au bout d'un an (Schramm, obs. 99).
2 opérés vivaient après 1 an (Schede, Monastyrski, obs. 152 et 109).
1   — vivait après 2 ans (Kocher, obs. 87).
1   —   —   — 2 ans et 8 mois (Van Iterson, obs. 138).
1   —   —   — 8 ans et demi   (Ratimow, obs. 88).

De 1890 au 1er janvier 1895, la mortalité va en s'abaissant encore. Sur 154 malades opérés, 58 meurent avant le dixième jour (37,66 0/0), et 38 étaient encore en vie au bout d'un an.

1 opéré survécut   1 an   (Jesset, obs. 187).
1   —   —   plus d'un an (Bogajewski, obs. 242).
1   —   —   14 mois   (Tuffier, obs. 237).
5 opérés survécurent 15 mois   (2 de Mickulicz ; 1 de Hahn,
                                Schussler, Schede, obs. 186,
                                189, 203, 234, et 238).
1 opéré survécut   15 mois 1/2 (Peugniez, obs. 270).
1   —   —   16 mois   (Budinger, obs. 231).

2 opérés survécurent 17 mois   (Krönlein, Kappeler, obs. 156
                                                      et 295).

1 opéré   survécut   18 mois   (Defontaine, obs. 209).
1   —   —   19 mois 1/2 (Krönlein, obs. 166).
1   —   —   20 mois   (Billroth, obs. 198).
1   —   —   2 ans et 1 mois (Krönlein, obs. 269).
1   —   —   2 ans et 2 mois (Funke, obs. 278).
1   —   —   2 ans et 10 mois (V. Hacker, obs. 194).
1   —   —   3 ans   (Mickulicz, obs. 182).
1   —   —   5 ans et 2 mois (Carle, obs. 195).
1 opéré eut une récidive après 13 mois (Sick, obs. 193).
1   —   —   —   3 ans   (Lauenstein, obs. 271).
1   —   —   —   5 ans   (Peugniez, obs. 227).
1   —   survivait après 15 mois   (Mickulicz, obs. 257).
1   —   —   —   1 an 1/2 (Kappeler, obs. 213).
2 opérés survivaient après 2 ans (Montaz, Mickulicz, obs. 232 et 304).
2 opérés survivaient après 2 ans et 2 mois (Czerny, Schède, obs. 160
                                                      et 172).
1 opéré survivait après 2 ans et 4 mois (Schneider, obs. 181).
1   —   —   —   3 ans et 3 mois (V. Hacker, obs. 204).
2 opérés survivaient après 4 ans (Krönlein, obs. 279 et 281).
1 opéré survivait après 5 ans   (Salzer, obs. 163).
1   —   —   —   6 ans   (Jessop, obs. 199).
1   —   —   —   7 ans   (Hahn, obs. 179).
1   —   —   —   7 ans 1/2 (Czerny, obs. 178).

Enfin, dans la quatrième période, qui va de 1895 à 1898,
sur 53 opérés, 12 seulement sont morts avant le dixième jour,
soit 22,64 0/0; parmi les autres, 7 ont vécu plus d'un an, et
beaucoup survivaient depuis moins de 12 mois au moment où
leur observation à été publiée.

Parmi les survivants de plus d'une année :

1 opéré survécut   13 mois (Krönlein, obs. 316).
1   —   —   14 mois (Jessop, obs. 322).
1   —   —   2 ans et demi (Schuchard, obs. 321).
1 opéré vivait depuis 1 an   (Périer, obs. 348).
1   —   —   13 mois (Hartmann, obs. 345).
2 opérés vivaient depuis 16 mois (Péan, V. Iterson, obs. 330 et 333).

En résumé, nous arrivons à cette constatation que la mortalité opératoire de la cure chirurgicale du cancer gastrique est allée progressivement en diminuant.

De 1879 à 1885, la mortalité opératoire est de 73,68 0/0
De 1885 à 1890,   —   —   53,16 0/0
De 1890 à 1895,   —   —   37,66 0/0
De 1895 à 1899,   —   —   22,64 0/0

Ces chiffres sont très éloquents par eux-mêmes. Pendant les cinq premières années, la mortalité opératoire était de près de 74 0/0 ; elle est tombée durant ces quatre dernières années à 22 0/0. Dans les premiers temps de la méthode, sur 4 malades, 1 seul avait des chances de survivre à l'opération ; aujourd'hui 1 malade à peine sur 4 risque d'y succomber.

Si les suites opératoires sont meilleures, si la mortalité est le tiers de ce qu'elle était autrefois, il faut en chercher surtout la raison dans le choix plus judicieux des cas à opérer, dans la précocité plus grande de l'intervention, dans la substitution de la méthode palliative au traitement curatif, toutes les fois que le mal ne peut être radicalement enlevé sans danger. Sans doute aussi, le perfectionnement des procédés opératoires, des sutures, etc., les améliorations apportées aux soins pré-opératoires et l'alimentation précoce des opérés, suivant le conseil de Kraske et de Roux en particulier, ont contribué aussi à abaisser le taux de la mortalité.

Cette diminution dans les cas de mort à mesure que se perfectionne la chirurgie de l'estomac cancéreux est moins frappante dans le deuxième tableau, car l'opération de Kocher est venue en 1890, à une époque où les chirurgiens pouvaient bénéficier de l'expérience de 10 années pour la méthode de Péan Billroth ; mais dans le troisième tableau nous retrouverons une notable différence entre la mortalité du début et celle des dernières années.

Le deuxième tableau, consacré à l'étude des pylorectomies suivant le procédé de Kocher, c'est-à-dire avec anastomose termino-latérale, nous permet d'établir une statistique de 75 opérations, de 1890 à 1898, parmi lesquelles 10 seulement ont été suivies de mort avant le dixième jour. La mortalité dans l'ensemble a donc été de 13,33 0/0.

Si nous considérons seulement les cas opérés depuis 1895, au nombre de 52, avec 7 morts opératoires, cette mortalité peut être évaluée à 13,46 0/0, chiffre extrêmement voisin du précédent.

Depuis que le procédé de Kocher a été employé, en nous basant uniquement sur les observations de nos tableaux, sur 75 opérés, nous en trouvons 15 qui ont vécu plus d'un an.

3 opérés ont vécu 1 an   (2 de Kocher, 1 de Hochenegg, obs. 2, 3 et 13).

1 opéré a vécu 13 mois (V. Manteuffel, obs. 32).

1   —   — 20 mois (Kocher, obs. 10).

1   —   — 26 mois (Hochenegg, obs. 17).

1   — avait une récidive à 13 mois (Kocher, obs. 12).

2 opérés vivaient après 14 mois (Hartmann, Carle, obs. 36 et 65).

1 opéré vivait après 18 mois   (Kocher, obs. 11).

1   —   — après 19 mois   (Kocher, obs. 8).

1   —   — après 20 mois   (Kocher, obs. 6).

1   —   — après 2 ans   (Carle, obs. 27).

1   —   — après 2 ans 1/2 (Lauwers, obs. 39).

1   —   — après 3 ans 1/2 (Kocher, obs. 16).

Nous arrivons au troisième tableau de nos observations, consacré aux résections pylorogastriques avec gastro-entérostomie. Nous en avons réuni 71 cas pour lesquels les suites opératoires sont connues. La mortalité opératoire de l'ensemble a été de 36,62 0/0. Mais si nous divisons nos observations en deux séries, la première allant de 1885 à 1894 nous donne 26 opérations et 12 morts opératoires, soit 46,15 0/0; la deuxième, de 1895 à 1898, comprend 45 cas avec 14 morts, soit 31,11 0/0 de mortalité. Pendant la première période, 2 opérés seulement ont vécu plus d'un an, l'un 17 mois (Quénu, obs. 24), l'autre 5 ans (Rawdon, obs. 3). Pendant la seconde, nous signalons 4 malades, dont l'un est mort au 22ᵐᵉ mois (Karg, obs. 27); dont les 3 autres survivaient après 14 mois (Socin, obs. 32), 20 mois (Chaput, obs. 35), 3 ans (Karg, obs. 28). Dans ce chiffre de survivants, ne sont pas compris un certain nombre de malades opérés en 1897 et 1898, qui vivaient depuis moins d'un an, au moment où leur observation a été publiée.

CHAPITRE IV

La résection totale de l'estomac a été jusqu'à ce jour pratiquée cinq fois chez l'homme. L'étude des résections pylorogastriques nous a montré que, dans certains cas, les opérateurs
avaient été amenés à réséquer des portions très étendues d'estomac; les observations de Schuchardt, Langenbuch, Krönlein,
etc., que l'on signale comme des résections presque totales,
diffèrent de celles que nous allons étudier dans ce chapitre.

En effet, ces chirurgiens ont laissé une portion plus ou moins
étendue d'estomac attenante à l'œsophage par le cardia conservé. Or, nous devons décrire comme résections totales les
seuls cas où l'ablation a intéressé à la fois tout l'organe, y compris le pylore et le cardia. Il faut que la continuité du tube
digestif soit établie, après l'opération, directement entre l'œsophage et l'intestin

C'est un américain qui a eu le premier l'idée d'enlever en
entier l'estomac chez l'homme, pour un cancer de cet organe.
Connor, en 1885, commença cette opération chez une malade
de 60 ans, mais ne put l'achever : l'opérée mourut avant la fin.
On blâma alors cette tentative hardie et l'on continua, contre
le cancer de l'estomac, à pratiquer les résections larges mais
partielles.

Cependant, en 1894, Carvalho et Pachon, réalisant la gastrectomie totale chez le chat, démontraient la possibilité de la vie chez l'animal privé de son réservoir gastrique. L'opération fut pratiquée chez l'homme avec succès par Schlatter de Zürich en 1897 : elle eut un grand retentissement jusque dans la presse extra-médicale. Après lui, et avec le même succès opératoire, nous voyons, en Amérique, Brigham, Richardson, Mac Donald, appliquer à l'estomac cancéreux la gastrectomie totale.

Si nous laissons de côté le cas malheureux de Connor, qui remonte à une époque où les conditions opératoires pour la chirurgie gastrique laissaient encore à désirer, et si nous tenons compte seulement des quatre opérés de 1897 et 1898, nous arrivons à une mortalité opératoire nulle pour ces quatre gastrectomies totales.

La possibilité de la vie sans estomac se trouve démontrée par ces succès : l'étude très approfondie de la malade de Schlatter, en particulier, a prouvé que la digestion et la nutrition générale ne se ressentent guère de la mutilation qu'a subie le tube digestif (Wrobleski et Hofmann).

Nous ne voulons pas établir qu'une résection totale doit être préférée à une simple pylorectomie pour faire une ablation très large du mal ; mais, puisque la mortalité ne se trouve pas accrue par la gastrectomie totale, nous croyons pouvoir en tirer cette conclusion importante : la grande étendue de la tumeur sur l'estomac n'est pas une contre-indication de l'opération, si toutefois l'estomac est seul atteint.

Nous allons reproduire les quatre observations de gastrectomie totale publiées jusqu'à ce jour ; nous ferons suivre cet exposé de quelques considérations.

Observation Première

Observation résumée. — Opérateur : C. Schlatter.

Anna L.. , 50 ans, dévideuse de soie. Pas d'hérédité cancéreuse. Personnellement, troubles gastriques depuis l'enfance. Depuis la Pentecôte 1897, vomissements avec traces de bile, jamais d'hématémèses.

Examen le 26 août 1897. La malade est très amaigrie et présente une saillie entre le bord des fausses côtes gauches et l'ombilic ; à la palpation, on sent une tumeur dure, allongée, dans la région de l'estomac ; la malade vomit tout ce qu'elle prend et demande l'opération. On la met en observation. Pas de traces d'acide chlorhydrique libre dans le suc gastrique.

Le 6 septembre, Schlatter fait une laparotomie exploratrice : incision médiane de l'appendice xyphoïde à l'ombilic. Tout l'estomac est envahi par la tumeur, mais il reste mobile : vers la grande courbure, près du pylore, trois petits ganglions. Devant l'impossibilité de la gastro-entérostomie, Schlatter décide la résection totale.

Il isole l'estomac vers la grande et la petite courbure par pincement du grand et du petit épiploon avec des pinces de Péan et ligature des parties pincées, puis le fait tirer fortement en bas. Il place un compresseur de Wölfler sur l'œsophage. Pince sur le cardia et section de l'estomac. Après ce temps, il fait de même la section du duodénum entre deux compresseurs, enlève l'estomac, puis dissèque les ganglions.

L'œsophage n'étant qu'avec peine ramené au contact du duodénum, Schlatter invagine les lèvres du duodénum et ferme son ouverture. Il attire ensuite sur une étendue de 30 centimètres au-dessous de l'angle duodénojéjunal, l'intestin grêle qu'il place par dessus le côlon transverse, vers la lumière de l'œsophage.

Il abouche alors l'œsophage sur le côté de l'anse d'intestin grêle après avoir fait à cette anse une incision longitudinale de 1 cent. 1/2. Trois plans de suture superposés, à la soie, assurent la solidité de l'anastomose. On enlève les compresseurs placés sur l'œsophage et le duodénum. Suture de la paroi abdominale à 2 étages, à la soie.

L'opération avait duré plus de deux heures.

La portion d'estomac réséquée avait 28 centimètres sur la grande courbure et 20 centimètres sur la petite ; l'examen histologique fait par le professeur Ribbert démontra que l'incision avait porté d'une part en plein tissu œsophagien,et, d'autre part, sur le duodénum. Le diagnostic anatomique de la tumeur fut : carcinome glandulaire à petites alvéoles.

Le lendemain de l'opération, la malade prend des lavements nutritifs ; mais le surlendemain, 8 septembre, elle commence à prendre par la bouche quelques cuillerées à café de vin de Bordeaux.

Dès le 9, elle prend du lait, des œufs, du bouillon, à petites doses toutes les deux heures.

Le 13 septembre, premier pansement, réunion par première intention ; la malade prend un peu de viande rapée.

De temps en temps, quelques régurgitations, pas de vomissements.

Le 16, l'état général est très bon, l'alimentation est plus copieuse et se fait en cinq repas. La malade vomit environ 100 cc. d'un liquide de couleur bilieuse à forte odeur acide.

L'amélioration continue, la malade a quelques vomissements de temps en temps.

Le 11 octobre, elle peut se lever et se promener, elle augmente de poids.

Au Congrès des chirurgiens allemands d'avril 1898, Krönlein a donné des nouvelles de la malade de Schlatter : il a annoncé qu'elle pouvait manger comme tout le monde et ne se ressentait nullement de l'absence d'estomac.

Les mêmes constatations sont faites par Krönlein dans un article paru en juillet 1898, dans les *Archives de Langenbeck*. La malade avait alors augmenté de 13 livres, elle digérait les albuminoïdes et les graisses.

Nous nous sommes adressé à M. le docteur Schlatter pour avoir des nouvelles de son opérée et nous avons ainsi appris qu'elle avait succombé peu de temps auparavant ; la survie a été de près de 14 mois et jusqu'aux dernières semaines l'état général s'est maintenu bon ; ce n'est pas l'inanition due au manque d'estomac qui a amené la mort de la malade, mais une extension de processus néoplasique aux ganglions mésentériques, rétropéritonéaux, péribronchiques, et surtout l'envahissement des deux plèvres par des nodules cancéreux.

Observation II

(Résumée)

Opérateur Ch. Brooks Brigham.

Lora M..., ménagère, 66 ans. Souffrait de l'estomac depuis quelque temps et devait se contenter d'une alimentation semi-liquide depuis la fin du mois de décembre 1897. Son état général était resté très bon. En février 1898, ses douleurs d'estomac, les vomissements, la présence d'une tumeur font porter le diagnostic de cancer du pylore. Elle entre à Saint-Luke's-Hospital à San-Francisco.

Opération le 24 février 1898. Incision médiane. Après avoir ouvert le péritoine, on trouve une masse au niveau du pylore, s'étendant à plus de la moitié des faces de l'estomac qui restait mobile. On lie d'abord le grand épiploon au catgut, tout le long de la grande courbure par longueurs de demi-pouce, puis section de cet épiploon. On lie et coupe la moitié du grand épiploon, on commence la même opération sur la moitié du petit épiploon et l'on continue en travaillant alternativement sur les deux épiploons. Les deux courbures étant libérées, on sectionne entre une pince et une ligature le duodénum avec les ciseaux, et on enveloppe de gaze les tranches de section.

A ce moment, Brigham décide de faire la gastrectomie totale ; il lie l'épiploon gastro-splénique, puis sectionne l'œsophage au-dessus du cardia entre deux pinces. L'œsophage et le duodénum se laissant facilement rapprocher, on fait l'œsophago-duodénostomie directe avec le bouton de Murphy numéro 3, sans suture de Lembert.

La cavité abdominale est fermée par deux étages : un surjet profond au catgut, et une suture musculo-cutanée au crin de Florence.

L'opération avait duré 2 heures 1/4, sans hémorragie notable.

La portion réséquée avait 5 pouces 3/4 sur la petite courbure et

10 pouces 1/2 sur la grande courbure ; il y avait au pylore un orifice très étroit. L'examen microscopique démontra qu'il s'agissait
d'un adéno-carcinome.

La malade a, dans la journée, quelques vomissements de mucus
et de sang, mais ne prend aucun liquide par la bouche. Lavements
nutritifs.

Le 26, deux jours après l'opération, elle commence à prendre un
peu de Bordeaux, de bouillon, de lait. Les doses étaient minimes et
rapprochées ; les jours suivants on en augmente la quantité.

Le 3 mars, la malade prend des œufs, des purées, du bouillon.

Le 5. — Pansement ; un petit abcès cutané. La malade s'assied
dans son lit et se trouve bien. Depuis l'opération, cependant, la
malade éprouve quelque douleur à la déglutition, au point corres-
pondant au bouton de Murphy. On essaie quelques purgatifs pour
chasser le bouton.

Le 13 mars, elle prend du poulet haché et du pain grillé ; les
repas sont plus espacés, deviennent plus copieux ; après le 17 mars,
elle se lève et marche.

Le 14 avril, la malade, en très bon état, a gagné six livres dans la
dernière semaine.

Observation III

G. Childs Macdonald (San-Francisco), opérateur

Observation traduite par M. Martin, externe des hôpitaux

J. Patritti, italien, âgé de 38 ans, exerçant la profession de laitier,
fut admis à l'hôpital de Sainte-Marie, le 15 juin 1898, pour une
tumeur siégeant à l'extrémité pylorique de l'estomac. Les symptômes habituellement associés à cette lésion existaient ; comme le
malade ne parlait pas l'anglais, tout au moins imparfaitement, nous
n'avons pu connaître ses antécédents ; tout ce que nous avons pu
obtenir, c'est qu'il a été malade et probablement incapable de travailler pendant 2 mois 1/2 avant son entrée à l'hôpital.

Il raconta qu'il n'avait jamais eu de maladie antérieure ; de plus,
ses proches parents étaient indemnes de cancers ou de tumeurs.
Il se plaignait d'une douleur parfois très intense dans la région épigastrique accompagnée de vomissements et de faiblesse. L'examen

physique révéla un amaigrissement considérable et général et une tumeur nettement mobile dans l'hypocondre droit; on constata aussi une dilatation stomacale et, en excitant l'épigastre par des frictions, l'estomac se contractait violemment, cherchant à passer son contenu dans le duodénum.

Je conclus, par le tableau clinique qui se présentait, que l'accroissement de la tumeur avait dû se faire pendant une période de 6 mois au moins. Son poids ne fut pas pris malheureusement.

Voyant l'état désespéré du malade, je décidai de faire la résection totale de l'estomac. Il consentit à l'opération.

On apporta le malade dans la salle d'opération, le 15 juin 1898, à 9 heures du matin. On l'endormit avec de l'éther qu'il prit mal, et presque la moitié de l'opération fut faite sans aucune anesthésie, des stimulants sous-cutanés durent être administrés à plusieurs reprises.

L'incision commença à l'extrémité de l'appendice xiphoïde et fut continuée en bas sur la ligne blanche jusqu'à un demi-pouce audessous de l'ombilic et à droite. En ouvrant l'abdomen, l'estomac et le foie furent bien en vue, l'épiploon était dépourvu de graisse, il n'y avait pas d'adhérences. La première portion du duodénum et le pylore étaient bien mobiles. Le grand épiploon fut alors lié par une série de points à un demi-pouce de l'estomac et réséqué jusqu'en un point également distant de la première portion du duodénum et de l'extrémité splénique de l'estomac. On traita de la même façon l'épiploon gastro-hépatique jusqu'au milieu de la petite courbure ; on se servit de catgut fin. Le duodénum fut alors saisi par deux pinces revêtues de caoutchouc et sectionné entre les deux. Les surfaces de sections furent immédiatement enveloppées de gaze pour empêcher l'infection du péritoine : de cette manière, le bout pylorique fut entraîné hors de la cavité abdominale ainsi que les parties restantes du grand et du petit épiploon. L'œsophage, attiré en bas, fut saisi et sectionné comme le duodénum. Il se trouva qu'avec une tension modérée, l'œsophage et le duodénum purent être mis en contact. On employa un gros bouton de Murphy pour faire l'anastomose, mais on dut faire plusieurs sutures de renforcement pour les 2/5 antérieurs de la suture duodéno-œsophagienne ; on se servit de fil de soie. L'abdomen fut refermé comme à l'ordinaire.

90 minutes s'écoulèrent depuis le commencement de l'anesthésie

du malade jusqu'à sa sortie de la salle; vers la fin de l'opération il se trouva dans un état de collapsus considérable et qui continua pendant 4 heures, malgré les bouillottes, la flanelle chaude et les injections stimulantes sous-cutanées de whisky et de strychnine.

Vers l'après-midi, il se ranima; à 7 heures, son état devint encore alarmant, le pouls était à 120 faible, dépressible et irrégulier; en un mot, il présentait tous les symptômes du collapsus. On administra des lavements de café chaud et l'on fit des injections sous-cutanées de whisky et de strychnine sans effets appréciables. On essaya également de donner de l'eau chaude par la bouche.

Assis près du lit du malade et sentant le pouls qui faiblissait, j'en fus frappé; cet état était plus en rapport avec les phénomènes résultant de l'inhibition du pneumogastrique et de l'action déréglée du sympathique; j'administrai une injection sous-cutanée de digitaline à 1 pour 100. L'effet fut immédiat, le pouls descendit à 110 et s'y maintint. Depuis, son état s'améliora; on continua les injections de digitaline par intervalles, selon l'indication. A 10 h. 30, le malade urina et alla à la selle spontanément. On lui donna des lavements nutritifs pendant la nuit. Le jour suivant, on prescrivit et on lui fit prendre par la bouche une once de lait peptonisé avec du whisky, d'heure en heure, et une plus grande quantité par le rectum, aux mêmes intervalles. R. 30 à la minute. T. 101 (38°3 C.). P. 102.

17 juin. — P. 118; R. 23; T. 101,2 (38°4 C.). Alimentation comme le jour précédent.

18 juin. — P. 106; R. 18; T. 38°2 (C.). Double ration par la bouche additionnée de blanc d'œuf et de peptone de bœuf de deux heures en deux heures, lavements comme auparavant.

19 juin — P. 82; R. 10; T. 37°2 (C.). On supprime l'alimentation par le rectum. On ajoute au régime nutritif du bouillon de poulet; les intestins commencent à fonctionner.

20 juin. — P. 80; R. 18; T. 36°9; lait de poule au whisky.

21 juin. — P. 82; R. 18; T. 36°8; on donne du bouillon de poulet épaissi avec de la farine de riz, de l'amidon de blé et de «wine jelly» (sorte de confiture faite avec du vin); les intestins fonctionnent.

23 juin. — Premier pansement; la plaie s'est cicatrisée par première intention; la moitié des fils est enlevée; le malade a faim; il demande un beafsteak.

3 juillet. — Il évacue le bouton de Murphy. On lui donne des huîtres et du poulet haché. Une selle par jour, solide.

10 juillet. — Le malade s'assit. Depuis ce jour, il alla de mieux en mieux, il augmentait de poids.

15 juillet. — Il dit à un compatriote, qui se trouvait dans la salle, qu'il avait l'intention d'aller en ville voir un ami et faire quelques emplettes; il s'échappa; je le trouvai, à 4 heures, portant un filet pesant 6 kilogr. contenant ses achats. Il fut indigné de ce que je le fis monter en voiture pour le reconduire à l'hôpital; « je me trouve très bien », me disait-il. Il se pesa et trouva 52 kil. 5; il me disait qu'il pesait, avant sa maladie, 67 kil. 5.

21 juillet. — Le malade n'est plus sorti; il se contente de jouer aux cartes et de se promener autour des jardins de l'hôpital. Il pèse 53 kil. 5 aujourd'hui.

28 juillet. — Le malade quitte l'hôpital et s'en va chez lui; il se sent bien et est dans un état tout à fait satisfaisant.

Observation IV

(H. Richardson, opérateur. — Observation traduite et résumée par M. Martin, externe des Hôpitaux).

Il s'agit d'une femme de 53 ans, qui avait toujours joui d'une bonne santé et qui vient consulter, en mai 1898, pour des troubles dyspeptiques remontant à un an. Elle pesait auparavant 163 livres, actuellement 128 livres seulement. Elle accuse une faiblesse générale et des digestions pénibles; malgré un régime surveillé, elle ne peut prendre qu'une nourriture peu abondante. Constipation depuis un an. Le docteur Defriez ayant découvert en avril une tumeur au-dessus de l'ombilic l'adresse au docteur Richardson.

A l'interrogatoire on ne découvre ni vomissements, ni hématémèses, ni mœléna; diminution continue des forces et du poids du corps, malaises, troubles dyspeptiques, tels sont les principaux signes accusés par la malade; l'état général est très bon.

On constate, en examinant l'abdomen, une tumeur dure, un peu aplatie, légèrement sonore à la percussion, donnant une sensation de gargouillements, mobile en tous sens, bien que retenue par des

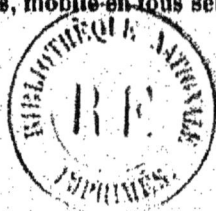

7

adhérences profondes ; elle est irrégulière, nodulée à sa périphérie. On élimine le diagnostic de rein ectopique ou de tumeur de la vésicule biliaire, l'on pense à un cancer de l'estomac sans s'arrêter à cette idée, le diagnostic le plus probable paraissant celui de tumeur maligne du côlon transverse ou de l'épiploon, intéressant le calibre de l'intestin. On conseille une laparotomie exploratrice.

Opération le 31 mai 1898. Sous l'anesthésie la tumeur parait évidemment en connexion avec l'estomac. L'incision médiane ayant été pratiquée amène sur une tumeur de l'estomac ayant envahi presque tout l'organe, sauf une petite région attenante à l'œsophage. Le foie est normal ; il ne parait pas y avoir de métastases néoplasiques. L'estomac rétracté, très mobilisable, peut être bien examiné ; la tumeur s'étend du pylore qu'elle a envahi jusqu'à deux doigts de l'œsophage. Il apparaissait, dès ce moment, que si l'on enlevait tout l'estomac, le rapprochement du duodénum et de l'œsophage serait facile ; une résection totale était justifiée par le bon état général du sujet et le caractère de la lésion bien limitée à l'estomac.

Dans un premier temps on sectionne, entre des ligatures, les connexions péritonéales de l'estomac, le long de la grande courbure ; une ligature est ensuite posée sur le pylore et l'on sectionne le duodénum transversalement avec les ciseaux. Cela fait, on lie et on coupe les attaches péritonéales de la petite courbure. A ce moment, l'estomac ne tenant plus que par le cardia, on sectionne l'œsophage bien au-dessus des limites du mal.

Au moment de rapprocher l'œsophage et le duodénum, on constate que ce dernier, fixé à sa partie postérieure, est moins mobilisable qu'on ne le croyait ; mais après ligature et section de ces attaches duodénales, on obtient un allongement d'un pouce qui permet l'anastomose œsophago-duodénale directe par une suture à la soie à deux étages.

L'opération avait duré une heure.

Les jours suivants, la malade est alimentée par des lavements nutritifs ; dès le 2 juin, cependant, on lui donne quelques cuillerées d'eau par la bouche.

Le 3 juin. — Elle commence à boire du lait coupé avec de l'eau de chaux (une cuillerée par heure).

Le 6. — On donne, dans le lait, un blanc d'œuf. Les doses sont augmentées progressivement, et l'intervalle entre les prises est plus considérable.

Le 7. — La malade prend du jus de viande et du gruau.

Le 13. — Elle mange du pain beurré. Les jours suivants la malade est un peu fatiguée ; elle ne s'alimente pas, son facies est grippé, la fièvre s'allume. Mais, le 20 juin, elle élimine un abcès profond qui avait collecté une certaine quantité de pus, et dès lors, l'amélioration est rapide.

Le 5 juillet. — Elle quitte l'hôpital en bon état ; elle commence à s'alimenter assez bien.

Cette malade a été revue en octobre 1898 par le docteur Brewster. Elle faisait, à ce moment, cinq repas par jour et pouvait prendre des légumes, des œufs, des viandes hachées. Elle avait augmenté de forces et son intestin fonctionnait très bien. L'état général, en somme, était bon.

M. le docteur Richardson, de Boston, nous a fourni des renseignements sur son opérée au commencement du mois de décembre 1898. A cette époque, cette femme vivait dans un état de santé très satisfaisant ; elle pouvait s'alimenter comme tout le monde et mangeait même du beafsteak. Elle ne paraissait nullement se ressentir de la suppression de l'estomac.

Des quatre sujets dont nous venons de rapporter l'histoire, trois étaient des femmes et avaient dépassé la cinquantaine. Le quatrième, opéré par Mac-Donald, était un homme de 38 ans ; son rétablissement fut si rapide après l'opération, qu'au bout d'un mois il pouvait sortir de l'hôpital et faire des courses dans la ville.

Le siège et l'étendue de la tumeur sont nettement précisés dans trois observations ; celle de Mac-Donald ne donne que des renseignements indécis sur le néoplasme et ne signale pas d'examen microscopique ; le diagnostic clinique, dans ce cas, après la laparotomie, est celui de tumeur cancéreuse du pylore. Dans le cas de Schlatter, tout l'estomac était envahi par la néoplasie, y compris le cardia ; c'est devant l'impossibilité de pratiquer la gastro-entérostomie que Schlatter se décida à faire

la résection totale. Le cancer paraissait limité à l'estomac,
sauf trois petits ganglions faciles à atteindre. La malade de
Brigham avait le pylore et la moitié correspondante de l'estomac, surtout du côté de la face antérieure, envahi par le cancer; le mal était plus étendu encore chez l'opérée de Richardson, puisqu'il gagnait jusqu'à un doigt et demi de l'œsophage.

Le procédé opératoire employé a présenté quelques varian-
tes avec chaque opérateur. Tous ont fait l'incision médiane,
plus ou moins étendue suivant les besoins. L'abdomen ouvert,
pour détacher l'estomac, il faut le libérer de ses connexions
avec le grand épiploon et avec l'épiploon gastro-hépatique,
puis sectionner le duodénum et l'œsophage.

Les quatre opérateurs ont été d'accord pour commencer la
gastrectomie par la ligature et la section du grand épiploon
par portions distantes de un demi-pouce à un pouce : Schlatter, Brigham et Mac-Donald sectionnent ensuite l'épiploon gastro-hépatique. Richardson ne sépare les attaches de la petite
courbure qu'après avoir coupé le duodénum, et termine par la
section de l'œsophage. Après avoir libéré l'estomac de ses
connexions péritonéales, les trois autres chirurgiens détruisent
la continuité du tube digestif, en commençant par la section
duodénale (Brigham, Mac-Donald), ou par la section œsopha-
gienne (Schlatter).

Pour éviter l'écoulement du contenu gastrique dans le péritoine au moment de la section, il faut avoir soin de poser, de
part et d'autre de la ligne d'incision, une pince ou une ligature avant d'ouvrir la lumière de l'œsophage ou du duodénum.

L'estomac enlevé, il n'est pas toujours facile de réaliser
sans tiraillements le rapprochement du bout duodénal et de la
tranche de l'œsophage. Dans ce cas, Schlatter, craignant pour
la solidité de la suture, préféra obturer le bout duodénal et
aboucher l'œsophage dans une ouverture latérale de l'intestin
grêle. En présence de la même difficulté, Richardson n'hésita

pas à sectionner entre deux ligatures les attaches du duodénum en arrière, et obtint ainsi une mobilité de cet organe qui
permit une anastomose œsophago-duodénale directe, très
facile. Brigham et Mac-Donald ne rencontrèrent pas cet obsta-
cle et réalisèrent très simplement l'anastomose. Au point de
vue de la technique opératoire de l'œsophago-duodénostomie,
Schlatter et Richardson se servirent du procédé de suture à la
soie à plusieurs plans, tandis que Brigham et Mac-Donald
employaient avec succès le bouton de Murphy.

Les suites opératoires se ressemblent dans les quatre observations. Après une alimentation exclusivement liquide, les
malades arrivent à prendre des aliments demi-solides, puis
solides. Les repas, d'abord très rapprochés, peuvent être espacés de plus en plus et sont supportés plus copieux. Peu à peu,
les opérés de Schlatter et de Richardson ont pu s'alimenter
comme tout le monde.

Nous ne voulons pas insister ici sur les résultats de la pylorectomie totale au point de vue de la digestion et de la nutrition en général ; nous aurons à revenir sur ce point dans un
autre chapitre.

A l'heure actuelle, à notre connaissance, un seul des sujets
« agastres » a succombé : c'est la malade de Schlatter, qui a
survécu près de 14 mois. Il résulte des constatations faites par
ce chirurgien, que l'inanition n'est pour rien dans cette mort,
qu'il faut attribuer à une carcinose ganglionnaire et pleurale.

CHAPITRE V

1º Statistiques

Nous devons, au commencement de ce chapitre, rappeler les chiffres de mortalité opératoire auxquels nous sommes arrivés par nos propres statistiques et ceux qui ont été fournis par divers auteurs avant nous.

De 1895 à 1898, d'après notre statistique, la mortalité opératoire a été :

Pour les résect. avec anast. termino-terminale ; de 22.64 0/0
    —   —   termino-latérale : de 13.46 0/0
    —   —   latérale ; de 31.11 0/0.

Ces chiffres sont inférieurs à ceux que M. Guinard a publiés dans sa thèse. Ses observations ont trait à des malades opérés du commencement de 1891 au commencement de 1898.

Les résections pylorogastriques avec anastomose termino-terminale au nombre de 148 cas, avec 56 morts opératoires, fournissent une mortalité de 37.83 0/0. L'opération de Kocher dont M. U. Guinard rapporte 64 cas avec 10 morts, avait une mortalité de 15.62 0/0. Enfin sur 54 cas de résection pyloro-gastrique avec anastomose latérale, 24 furent suivis de mort ; dans sa statistique la mortalité opératoire fut donc de 44.44 0/0.

Antérieurement au travail de Guinard, nous devons signaler

un certain nombre de statistiques importantes, qui toutes démontrent combien la mortalité opératoire est toujours allée en diminuant.

Wölfler, divisant en deux périodes les observations de pylorectomie pour cancer faites par 15 chirurgiens allemands jusqu'en 1890, trouve une mortalité de 54,4 0/0 sur 92 cas opérés avant 1888, et de 31.2 0/0 sur 173 cas postérieurs à cette date.

Cette division en deux périodes est faite aussi dans le travail d'Haberkant, et amène aux mêmes constatations : l'auteur rapporte 107 opérations antérieures à 1887, avec une mortalité de 65.4 0/0 et 98 opérations de 1888 à 1894 avec une mortalité de 42.8 0/0.

Dans le mémoire d'Aimé Guinard (1892), sur 88 opérations étrangères, 21 publiées jusqu'en 1881 donnent une mortalité opératoire de 71.43 0/0, tandis que, de 1881 à 1892, sur 67 cas, la mortalité s'abaisse à 52.23 0/0.

Zeller constatait en 1893 que la mortalité opératoire avait été de 61.4 avant 1885 et qu'elle était tombée entre 1885 et 1892 à 34.3 0/0.

Enfin Hahn estimait en 1891 que, de 77 0/0, la mortalité était tombée à 41 0/0.

Ainsi, d'une manière régulière, le pronostic de l'opération du cancer de l'estomac est allé en s'améliorant. Les mêmes progrès peuvent être constatés si l'on considère la statistique personnelle d'un même chirurgien.

Il convient maintenant de signaler certaines statistiques fournies par des chirurgiens qui ont seulement donné le chiffre d'ensemble de leurs opérations avec la proportion des insuccès sans publier les observations en détail et surtout sans en fournir les dates ; ces statistiques en bloc n'ont pu trouver place dans nos tableaux, ou du moins tous les cas qu'elles comprennent ne s'y trouvent probablement pas.

Au XXVII° Congrès de la Société allemande de chirurgie tenu à Berlin du 13 au 16 avril 1898, Steudel de Heidelberg a présenté le tableau des opérations faites par Czerny, durant ces deux dernières années ; il comprend en particulier 8 cas de résections du pylore cancéreux par le procédé de Kocher ou par le procédé de Billroth (deuxième manière). A ce propos il rappelle qu'un des opérés de Czerny survit depuis 7 ans 1/2, un autre depuis 2 ans 1/2.

Hahn, de Berlin, communique sa statistique personnelle avec 28 résections de l'estomac cancéreux et 10 insuccès. Il insiste sur l'importance de l'âge pour le pronostic et déclare avoir perdu tous ses opérés âgés de plus de 60 ans. Au moment où il fait son rapport, 6 opérés survivent, l'un depuis 7 ans, un second depuis 4 ans, 2 autres depuis 2 ans, et les deux derniers depuis 1 an.

Gussenbauer, de Vienne, a fait 13 pylorectomies pour cancer, avec 4 morts opératoires seulement. Karg, de Zwickau, sur 18 pylorectomies, a perdu 10 malades ; 3 de ses opérés ont eu des survies de 3 ans, 2 ans 1/2 et 2 ans.

Peham, dans un article plus favorable à la cure palliative qu'à la résection, rapporte le cas d'un opéré d'Albert, de Vienne, qui vivait 7 ans après une large résection pylorogastrique. (Deut. Zeit. f. Chir., 31 juillet 1898).

Garré déclare avoir pratiqué 5 pylorectomies pour cancer, avec 2 insuccès opératoires et 3 survies, dont l'une de plus d'un an et demi. (Münch. med. Woch., 13 septembre 1898).

Kocher rapporte un certain nombre de cas heureux de sa pratique personnelle avec des survies de 1 à 5 ans. Il cite une femme qu'il a opérée et qui survit depuis 10 ans. (Correspondenz blatt für Schw. Aerz te, 15 octobre 1898).

Au Congrès français de chirurgie d'octobre 1898, Roux, de Lausanne, a déclaré avoir fait 12 pylorectomies pour cancer durant ces deux dernières années, avec 3 décès. La statistique de Tuffier donne 9 pylorectomies, avec 3 morts et 6 guérisons (1).

2° Survies

Non seulement on a essayé d'établir par des chiffres la proportion des opérés qui succombent aux opérations curatives du cancer de l'estomac, mais on a encore voulu fixer un chiffre moyen de survie. Dreydorff admet une survie moyenne de 11 mois et 4 jours. Mickulicz, calculant d'après ses opérés, fixe cette moyenne à 16 mois et quart. Kronlein, sur 8 cas opérés par lui et guéris, calcule une moyenne de 507 jours, soit 1 an et 7 mois. Wölfler admet 1 an et demi comme survie moyenne.

Tous ces chiffres, on le conçoit, sont très approximatifs ; dans ces calculs, n'entrent en ligne de compte que les opérés ayant résisté à l'opération. Il ne faut donc pas croire que tout cancéreux chez lequel on interviendra aura des chances de vivre 1 an ou 1 an et demi ; il faut songer à la mortalité opératoire élevée, malgré tous les progrès.

Il serait intéressant de pouvoir prédire, d'une façon approximative, les chances de survie d'un sujet ayant subi avec succès l'opération curative et dont l'état général paraît s'améliorer. Il faut, sans doute, compter avec l'âge, avec l'état des forces au moment de l'intervention, mais n'ajouter qu'une minime importance à l'étendue d'estomac réséquée. Des opérés vivent après résection totale de cet organe ; les exemples de résections très étendues sont plus nombreux encore ; la suite de ce chapitre nous apprendra comment se comportent les fonctions digestives chez ces sujets.

Il importe surtout d'avoir enlevé le mal largement ; s'il était limité à l'estomac, les chances de survie seront favorables ; si

(1) Tuffier a présenté trois de ses opérés à l'Académie de Médecine le 24 janvier 1899.

le cancer avait déjà envahi les ganglions, s'il existait des adhérences avec les organes voisins, infiltrées par le processus néoplasique, l'opération ne saurait tout enlever sûrement.

Un élément difficile à apprécier, c'est le degré de malignité du cancer et, sans doute aussi, la résistance du sujet. Ces deux éléments, qu'il importerait de pouvoir connaitre et doser en quelque sorte, sont deux inconnues dans ce problème de la survie, qui rendent la solution impossible par avance. Pour éclaircir un peu ce point, il serait intéressant de savoir pour tous les cancéreux ayant présenté une survie assez longue, si l'examen histologique de la tumeur avait été pratiqué et quelle était sa nature. Peut-être arriverait-on ainsi à établir l'influence de la variété du cancer sur la production d'une récidive dans le cas où tout le mal parait avoir été enlevé ; il est bien certain, en effet, que, dans toute ablation incomplète des éléments cancéreux, la récidive est fatale.

3o Résultats fonctionnels de la cure chirurgicale

L'examen des observations et des statistiques des résections pyloro-gastriques dans le cancer de l'estomac nous a permis de constater que, dans un certain nombre de cas, les résultats sont favorables. Il est presque permis d'appeler guérison des survies qui dépassent 3 ans, car la thérapeutique palliative ne donne pas un semblable succès. Il ne suffit pas de savoir que les malades peuvent vivre après résection de tout ou partie de leur estomac, il est du plus haut intérêt d'étudier ce que deviennent leurs fonctions gastro-intestinales, comment l'organisme supporte cette mutilation.

Cette étude a pu être faite expérimentalement chez les animaux par Czerny, Pachon et Carvalho, Monari, qui avaient pratiqué chez le chien la résection presque totale de l'estomac ; il était resté une petite portion de cet organe faisant suite au cardia comme le démontra l'autopsie, pratiquée 6 mois après dans le cas de Pachon et Carvalho, et 5 ans après dans le cas de Czerny (cette dernière fut faite par Scriba et Kaiser). Chez l'homme, l'autopsie de deux sujets, privés de la presque totalité de l'estomac, a été faite 2 ans après l'intervention par Schuchard et 2 mois seulement après l'opération par Tuffier.

Il résulte, de tous ces comptes-rendus d'autopsie, que la portion restante de l'estomac se dilate de manière à constituer un nouveau ventricule gastrique. Chez l'opéré de Schuchard on trouva une poche pouvant contenir 500 cc. de liquide ; cependant le chirurgien était sûr d'avoir enlevé presque tout l'organe.

On a étudié la digestion après la gastrectomie chez l'opérée de Schlatter (Wrobleski et Hofmann) ; on a pu également suivre des malades après la pylorectomie pour cancer. Les résultats de ces recherches se trouvent consignés dans la thèse de M. Guinard ; nous devons signaler également la thèse de M. Thiers, faite sous l'inspiration de MM. Tuffier et Hayem, et qui traite des résultats fonctionnels de la pylorectomie dans les sténoses cancéreuses du pylore (Paris, 1898). Nous trouvons encore, en France, un travail de M. Mathieu qui a pu examiner, après son opération, une malade de M. Chaput. A l'étranger, cette étude avait été déjà faite par Obalinski et Jaworsky, Kœmsche, Rosenheim, Imredy Belavon, Mintz, dont nous invoquerons tout à l'heure les conclusions, Rudolph Maresch, Carle et Fantino.

Au point de vue local, après la pylorectomie, on note la disparition des douleurs vives ; il persiste quelquefois un peu de pesanteur au moment des repas, les vomissements cessent et peu à peu l'appétit reparaît. En ce qui concerne le fonctionnement du ventricule gastrique, la tonicité de la couche musculaire est susceptible de reparaître si l'extension du néoplasme n'a pas été trop grande et si l'infiltration n'a pas été très étendue autour de la zone ulcérée. Dans ces cas, le nouvel estomac résiste à la dilatation si le malade suit un régime alimentaire bien approprié. S'il fait de petits repas, surtout au début,

la fonction motrice de l'estomac peut s'accomplir presque normalement ; le pylore de néo-formation fonctionne assez bien
pour ne permettre le passage des aliments dans l'intestin qu'a-
près élaboration suffisante dans l'estomac. Dans certains cas,
une gastrectasie préexistante est modifiée heureusement par
la pylorectomie.

Les processus intimes de la digestion, après la pylorectomie, peuvent être analysés par l'examen du contenu gastrique,
après un repas d'épreuve. La pylorectomie a d'autant plus de
chances d'être suivie d'une *restitutio ad integrum* des fonctions
digestives, qu'elle aura été faite d'une façon plus hâtive.

Nous ne pouvons mieux faire, pour résumer l'état de nos
connaissances sur ce point, que de reproduire les conclusions
de Mintz :

1° Après la résection du pylore cancéreux, l'estomac revient
à des dimensions à peu près normales.

2° L'action mécanique de l'estomac revient aussi à l'état
normal ;

3° L'occlusion du pylore vers le duodénum redevient cor-
recte ;

4° On n'obtient ordinairement aucune amélioration de la
sécrétion stomacale (ce dernier fait tient à ce que d'ordinaire
on intervient trop tard).

Nous renverrons pour l'étude circonstanciée des modifications apportées à la digestion et à la nutrition chez les sujets
privés totalement d'estomac au travail de Wrobleski et
Hofmann, qui ont observé la malade de Schlatter.

Tout d'abord on note la nécessité où était la malade de faire
des repas répétés, peu abondants, à de courts intervalles. Ce
fait tient à l'absence de réservoir gastrique où puissent s'accu-
muler les aliments. Peu à peu la malade faisait ses repas plus
copieux et moins fréquents. Krönlein, au Congrès allemand
d'avril 1898, huit mois après l'intervention, annonçait qu'elle

pouvait se nourrir comme une personne en bonne santé. Les opérés de Brigham, de Richardson, de Mac-Donald ont une histoire analogue.

« Il est vraisemblable qu'il se reforme vers la terminaison de l'œsophage une nouvelle poche gastrique » (U. Guinard, p. 11). Ces gastrectomies totales ont permis d'établir que la suppression de l'estomac n'amène pas la disparition des vomissements et des régurgitations comme nous l'avons vu en exposant les observations.

La durée du passage des aliments à travers le tube digestif n'est point modifiée par l'ablation totale de l'estomac, les matières fécales peuvent conserver leur consistance et leur composition ; l'analyse chimique permet de constater que tous les aliments sont digérés aussi bien que normalement (Wrobleski).

Que la résection ait été partielle ou totale, il y a, après l'opération, une augmentation de poids du corps et un relèvement des forces bien significatifs. Des malades ont pu reprendre leurs occupations manuelles fatigantes après la pylorectomie et sont restés aptes à travailler pendant des années.

Quand le mal est trop étendu pour permettre une ablation radicale et qu'il faut se borner au traitement palliatif, à la gastro-entérostomie en particulier, les résultats fonctionnels sont moins favorables. L'état général s'améliore, les forces reviennent, mais dans des proportions moindres cependant qu'après la cure radicale. Si les douleurs, les vomissements sont calmés au même titre qu'après la pylorectomie, les fonctions gastriques ne reprennent jamais leur état antérieur après la gastro-entérostomie. Les fonctions motrice et sécrétoire de l'estomac restent troublées par la persistance du néoplasme, que ne supprime pas cette cure palliative.

Peut-être les résultats seraient-ils plus favorables après

l'exclusion du pylore qui préserve la paroi gastrique de l'extension du néoplasme et met le contenu de l'estomac à l'abri des sécrétions sanieuses de la tumeur.

Cette supériorité de la cure radicale sur le traitement palliatif au point de vue du fonctionnement gastrique a été bien mise en lumière, surtout par Mintz.

Nous avons vu antérieurement qu'un cancéreux de l'estomac opéré dans de bonnes conditions peut survivre plusieurs années ; nous venons de voir que, de plus, il ne reste pas un infirme, un malade, une non-valeur pour la société, puisqu'après la pylorectomie il peut souvent reprendre ses occupations ; la conclusion qui s'impose, c'est que la résection de l'estomac cancéreux est une opération légitime.

CHAPITRE VI

CONDUITE A TENIR

Il serait du plus grand intérêt, en présence d'un malade atteint de néoplasme gastrique, de savoir si la chirurgie peut quelque chose pour lui ; mais la limite entre les cas purement médicaux et les cas justiciables d'un intervention est très difficile à démarquer.

Il existe sans contestation des malades à qui l'on ne saurait proposer une opération, même palliative. Il serait téméraire de vouloir soumettre à une laparotomie des cancéreux dont la lésion se traduit déjà par une tumeur étendue, des adhérences, des métastases viscérales, des adénopathies à distance, un état de dépérissement plus ou moins prononcé. Ceux-là sont voués à une mort prochaine : l'opération ne pourrait que hâter leur fin.

Le nombre des cancers de l'estomac opérables est petit par rapport au nombre des cancers observés : on peut admettre que 70 ou 80 0/0 relèvent du seul traitement médical. Garé déclare que, sur 60 cancers de l'estomac observés par lui, 5 seulement lui ont paru susceptibles d'être extirpés. Le plus souvent, le néoplasme a été méconnu ou bien le malade vient trop tard réclamer les soins du chirurgien.

Mais, en dehors des cas où le diagnostic de cancer étant nettement posé, l'impossibilité d'une intervention est évidente, quelle sera la conduite du praticien ?

Toutes les fois que le médecin, consulté par un sujet qui présente une symptomatologie gastrique, soupçonnera l'existence d'un cancer de l'estomac, il devra se rappeler que cette affection, autrefois exclusivement médicale, est entrée aujourd'hui dans ce domaine commun à la médecine et à la chirurgie, tout comme la pleurésie purulente, la péritonite tuberculeuse, etc.

S'il existe une tumeur gastrique, nous savons que ce symptôme est un excellent argument en faveur du néoplasme quand les autres signes cliniques parlent dans ce sens ; certains vont plus loin et disent : la constatation de la tumeur est une contre-indication de l'opération ; non seulement elle prouve que le cancer existe, mais elle témoigne qu'il est trop avancé dans son évolution pour pouvoir être extirpé. La tumeur perçue est toujours plus étendue que ne permet de le constater la palpation. Cependant, on est souvent intervenu avec un plein succès chez des malades dont le cancer était perçu à travers la paroi abdominale.

Dans ces cas, il faudra proposer la laparotomie, sans se prononcer par avance sur l'opération qui suivra ; il est, en effet, impossible de dire avant l'ouverture de l'abdomen, si l'on pratiquera une résection ou si l'on se bornera à l'opération palliative.

Si le cancer de l'estomac ne se traduit pas cliniquement par une tumeur perceptible, le diagnostic sera plus difficile. Cependant, il importe d'opérer de bonne heure pour avoir le maximum de chances de réussite.

Dans ces cas, il faudra demander au laboratoire tous les renseignements qu'il est susceptible de fournir ; lorsque les signes tirés de l'examen du chimisme gastrique, des analyses d'urine, etc., paraîtront concorder avec les données de la clinique, le médecin devra demander l'aide du chirurgien. Si le malade refuse de laisser pratiquer une laparotomie explora-

trice, opération bénigne aujourd'hui, comme le démontrent
toutes les statistiques, il faudra attendre, de l'insuccès du
traitement médical, la confirmation du diagnostic de cancer.
Il est inutile d'insister sur ce que cette méthode d'attente a de
dangereux ; il est à craindre, en effet, que le cancer ne soit plus
opérable le jour où le diagnostic en sera bien ferme.

La laparotomie exploratrice étant acceptée, quelle sera la
conduite du chirurgien? A quels cas s'appliquent la résection
et la gastro-entérostomie ? Cette dernière question sera réso-
lue seulement après l'ouverture de l'abdomen et l'examen
attentif de la lésion.

Il y a des cancers de l'estomac limités, assez bien circonscrits, sans adhérences, ou tout au moins peu adhérents, sans
connexions intimes, avec des organes délicats comme le pancréas, le foie, le côlon ; des cancers sans retentissement ganglionnaire apparent chez des sujets d'un état général satisfaisant. Ils sont les moins fréquents et relèvent de la résection.
Quand on pratique la cure radicale, il importe de dépasser de
beaucoup les limites du mal ; l'on doit, sans craindre une mortalité opératoire plus considérable, faire des résections larges,
au besoin arriver a la gastrectomie totale.

Il ne faudrait pas vouloir, de parti-pris, enlever tout l'estomac sous prétexte que les sujets agastres digèrent et vivent
très bien ; cette opération nous parait s'appliquer aux cancers
limités à l'estomac, ayant envahi la presque totalité de l'organe sans retentissement profond sur l'état général du sujet.
La gastro-entérostomie est inapplicable à ces cas, parce qu'on
ne trouve pas sur le ventricule gastrique un endroit sain pour
créer l'anastomose.

La jéjunostomie peut alors être opposée à la résection ;
mais cette opération palliative laisse subsister un vaste foyer
qui ne tarde pas à infecter l'organisme et emporte le sujet.

La résection totale, malgré les quatre succès opératoires

8

rapportés dans ce travail, est sûrement plus grave que la jéjunostomie, mais elle permet d'espérer de plus longues survies
chez les opérés ayant supporté l'intervention.

Les indications de la pylorectomie et de la gastrectomie
sont ainsi appréciées par MM. Aimé Guinard, Doyen, Urbain
Guinard : « Pour moi, je n'hésite pas à affirmer que les indications de cette opération sont extrêmement restreintes. » —
(Mémoire de A. Guinard, page 11).

« La pylorectomie doit donc être réservée aux cas où il
n'existe qu'une plaque cancéreuse de petite étendue, sans infiltration ganglionnaire et sans adhérences aux organes voisins,
ces adhérences étant presque toujours infiltrées d'éléments
cancéreux. » (Doyen).

« La résection de l'estomac cancéreux ne doit jamais deve-
nir une opération pénible, sanglante ou aveugle ; la résection
ne doit être entreprise que si elle semble devoir être simple. »
(U. Guinard, p. 87).

Lorsque l'extension de la néoplasie aux organes de voisinage, les adhérences, les adénopathies, les métastases
rendent illusoire une tentative de cure radicale, et ces cas
sont les plus fréquents, il sera sage de s'en tenir à la gastro-
entérostomie, qui donne de meilleurs résultats avec moins de
dangers. Si le cancer a son siège au pylore et que, la gastro-
entérostomie faite, le malade paraisse supporter facilement
son intervention, peut-être pourra-t-on pratiquer l'exclusion
du pylore dont nous connaissons les avantages : cette opération est moins dangereuse que la résection et elle donne une
amélioration fonctionnelle plus notable que la simple gastro-
entérostomie.

Nous n'essaierons pas d'établir, chiffres en main, un parallèle entre la gastro-entérostomie et la résection ; elles s'appliquent, elles doivent s'appliquer à des cas différents et nullement comparables. La première de ces opérations est souvent

faite chez certains malades comme une ressource contre l'inanition ; aussi les cas de mort à brève échéance ne sont-ils pas
rares malgré la facilité plus grande de cette intervention.

Wölfler a établi que, de 1888 à 1896, sur 219 opérés, la
mortalité a été de 36 0/0 avec la gastro-entérostomie et de
31.2 0/0 avec la résection, ce qui semble paradoxal si l'on ne
réfléchit pas aux conditions différentes qui régissent les indications opératoires dans les deux cas. Même constatation est
faite par Carle pour ses opérés personnels ; ses chiffres de
mortalité sont 40 0/0 avec la gastro-entérostomie et 20 0/0
avec la résection.

Il nous semble que le taux de la mortalité opératoire peut
être abaissé, tant pour l'opération palliative que pour la cure
radicale. Si, en effet, on renonce à la résection dans tous les
cas où les adénopathies, les adhérences, etc., compromettent
le résultat en nécessitant une opération plus longue et avec
plus de délabrements, la mortalité de cette intervention
s'abaissera.

D'autre part, ces cas, mauvais pour la résection, sont très
favorables pour l'opération palliative, puisque la lésion est
encore relativement peu avancée. Si l'on se borne à la gastro-
entérostomie, sans toucher au néoplasme, le malade aura bien
moins de chances de succomber de suite ; il peut malgré cela
avoir une survie assez longue, puisque, après la gastro-entérostomie, des malades ont pu vivre plus de deux ans.

En somme, le traitement chirurgical curatif du cancer de
l'estomac a fait ses preuves : la pylorectomie et la gastrectomie sont des opérations légitimes, mais on ne saurait
oublier que leurs indications sont restreintes et que la
mortalité opératoire, malgré tous les progrès, res . : er corécon-
sidérable.

CONCLUSIONS

I. — La cure chirurgicale du cancer de l'estomac est une opération légitime, justifiée par un assez grand nombre de survies, de un à dix ans, avec suppression des douleurs, amélioration des fonctions digestives, relèvement de l'état général.

II. — La majorité des cancers de l'estomac (70 à 80 0/0) relèvent du seul traitement médical parce qu'ils sont diagnostiqués trop tard.

III. — Le diagnostic du cancer de l'estomac opérable est toujours difficile, souvent impossible, même après la laparotomie.

IV. — L'opération a d'autant plus de chances de réussir, qu'elle a été précoce : il importe que le médecin et le chirurgien proposent de bonne heure la laparotomie exploratrice, dès que les renseignements fournis par la clinique ou par le laboratoire ont mis sur la voie du diagnostic de cancer.

V. — La laparotomie faite, le chirurgien se prononce pour l'opération curative ou pour l'opération palliative, d'après les règles exposées dans notre dernier chapitre.

VI. — La mortalité opératoire de la résection, malgré les progrès accomplis, reste encore assez élevée : il est irrationnel d'établir un parallèle avec la mortalité opératoire de la gastro-entérostomie, ces deux opérations devant s'appliquer à des cas nullement comparables.

BIBLIOGRAPHIE (1)

1. BALDY. — First removal of the stomach in America. (Journ. Am. med. Assoc. Chicago, 1898, XXX, p. 523.)

2. BARETTE. — Traitement chirurgical palliatif du cancer de l'estomac. (Journal des praticiens, 1897, n° 17.)

3. BRIGHAM. — Extirpation totale de l'estomac cancéreux, guérison. (Boston, med. and. surg. Jour., 5 mai 1898.)

4. BUHR. — Ueber die Bedentung der Milchsäurereaction für die Diagnose des Magenkrebses. (Hygiea, LIX, p. 116.)

5. CAPPS. — Digestion leucocytosis as an aid in diagnosis of cancer of the stomach. (Boston med. Journ., 4 nov. 1897.)

6. CARLE et FANTINO. — La chirurgie de l'estomac. (Il policlinico, 15 mars 1898 et Langenbeck's, archiv. für klinische chirurgie, t. LVI.)

7. CARVALHO et PACHON. — Société de Biologie, 15 décembre 1894.

8. CHAPUT. — De la pylorectomie. (La Flandre médicale, 2 août 1898, n° 8.)

9. CHAUVEL — L'exclusion du pylore. (Th. de Paris, 1897-1898, n° 343.)

10. CHUDOWSKY. — Magendarmoperationen. (Pest. med. chir. Presse Budapesth, 1897, XXXIII. p. 964.)

11. CONNOR. — Ablation totale de l'estomac. (Medical News, nov. 1884. Analysé in Centr. f. chir., 1885, p. 549.)

12. CZERNY. — Therapie der krebsigen stricturen des Œsophagus des Pylorus und des Rectum. Berl. kl. Woch., n° 34, 1897.)

13. DAVEY. — Recurrent cancer of the stomach. (Lancet, 12 juil. 1895.)

---

(1) Cet index bibliographique ne renferme pas les travaux que nous avons consultés uniquement pour leurs observations ; nous renvoyons à la bibliographie annexée à nos tableaux.

14. Doyen. — Traitement chirurgical des affections de l'estomac et du duodénum, Paris 1895.

15. — Académie de médecine (séance du 8 février 1898).

16. Dreydorff. — Beiträge zur klin. chir, novembre 1893, Heft. II.

17. Ewald. — Erfahrungen über Magenchirurgie. (Berl. Kl. Woch, 1897, p. 797.)

18. Forgue et Reclus. — Traité de Thérapeutique chirurgicale, 2e édition, t. II.

19. Garré. — Beiträge zur Magenchirurgie. (Münch, med. Woch, 1898, n° 37, p. 1165.)

20. Guinard (Aimé). — Traitement chirurgical du cancer de l'estomac. (Mémoire, Paris 1892.)

21. Guinard (Urbain). — La cure chirurgicale du cancer de l'estomac. (Thèse de Paris, 1898.)

22. Haberkant. — Résultats des opérations sur l'estomac. (Arch. f. kl. chir. 1896, t. LI, p. 484 et 861.)

23. Haus. — Magendarmchirurgie. (Deut. med. Woch, 7-14-21 octobre 1897.)

24. Hartmann. — Les résections gastriques. (France médicale, n° 47, 1897.)

25. Hartmann. — Art. Estomac in Tr. de chir. de Duplay et Reclus, 2e édition.

26. Hayem. — Le diagnostic précoce du cancer de l'estomac. Tribune méd., 1er juin 1898.

27. Hechler. — Inaugural-Dissertation, Berlin 1897.

28. Henseler. — Inaugural-Dissertation, Berlin 1896.

29. Hemmeter. — The first complete removal of the human stomach in America. (Med. Rec. N. Y., 1898, p. 409.)

30. Hofmann. — Les échanges interstitiels après extirpation de l'estomac (Münch med. Woch, 3 mai 1898.)

31. Imredy Belavon. — Wien. med. Presse, 1894, XXXV, 13.

32. Jez. — Recherches sur le sang dans le cancer et l'ulcère de l'estomac. (Wien, med. Woch, 2 et 9 avril 1898.)

33. Koensche. — Deut. med. Woch, 1892, n° 49.

34. Kahn. — Th. de Paris, 1883.

35. Kappeler. — Zur operativen Behandlung de Magencarcinoms (Corr. blatt. f. Schw. Aerzte, 1894, n° 16.)

36. Karg. — Demonstration von 4 präparaten. (Centr. f. chir., 1898, Beitrage, 3, n° 26, p. 126.)

37. Keen — Philadelphia med. Jour., 4 et 11 juin 1898.
38. Kocher. — Zur Magenchirurgie bei carcinom und bei Ulcus simplex. (Corresp. Bl. für, Schw. Aerzte, 15 octobre 1898.)
39. Kramer. — Centr. f. chir., 1885, p. 547.
40. Kröneleis.— Magenchirurgie. Corr. Bl. f. schw. Aerzte, Basel, 1898. p. 426.
41. Lande. — Inconstance des vomissements dans le cancer de l'estomac. (Gaz. Lekarska, 1897, n° 37.)
42. Lindner et Kuttner. — Die Chirurgie des Magens und ihre Indicationen einschlieslich Diagnostic, Berlin, 1898.
43. Loche. — Th. de Paris, 1893, n° 362.
44. Mac Donald. — Gastrectomie totale dans un cas de cancer du pylore. (J. of the Amer. med. Ass., 3 septembre 1898).
45. M'Ardle. — Chirurgie de l'Estomac. (Dublin, J. M. Sc., février, 1898, p. 97.)
46. Maresch. — Prag. med Woch, 1897. XXII, p. 99 à 102.
47. Mathieu. — Soc. méd. des hôpitaux, 15 octobre 1897.
48. Mickulicz. — Traitement du cancer de l'estomac. (Centralbl. f. chir., 1898, n° 26) Analysé in Bull. gén. de ther. méd. chir., 15 septembre 1898.
49. Mistz. — Uber das functionelle, résultat der Magenoperationen. (Wien. Kl. Woch, 1895, n°° 16 et 20.)
50. Monari. — Beitr. z. Kl. chir., volum. XVI, fasc. 2, p. 479.
51. Monprofit. — Chirurgie de l'estomac et de l'intestin (Anjou méd. avril 1898).
52. Obalinski. — Wien. Kl. Woch, 1889, n° 5, p. 17.
53. Peham. — Ein Beitrag zur gastroenterostomie. (Deut. zeit. f. chir., 1898, n° 5, 31 juillet, p. 487.)
54. Porges. — Beitrag zur Magenchirurgie. (Wien. Kl. Woch, octob. 1897, n° 13, p. 310.)
55. Rauzier. — Th. de Montpellier, 1889.
56. Richardson.—A successful gastrectomy for cancer of the stomach. (Boston med. and Surg. Journ., 20 octobre 1898, vol. CXXXIX, n° 16, p. 381.)
57. Rosenheim. — Deut. med. Woch. 1892, n° 19 et 1894, n° 30.
58. Roux. — Rev. de Gyn. et de Chir abdominale, 1897, p. 67.
59. Schlatter. — Ablation totale de l'estomac. (Beitr. z. kl. Chir. 1897, t. XIX, p. 757.)

9

60. Schlatter. — Grenzgebieten der Medicin und chirurgie, III° vol., 1898, et Lancet, 1898, 19 nov.

61. Schönwerth. — Pylorectomie und gastroenterostomie beim Magencarcinom. (Münch. med. Woch, 1896, n° 42-45.)

62. Schuchardt. — Uber Regeneration des Magens nach totaler resection. (Arch. f. klin, chir,, 1898, vol. 57, p. 454.)

63. Stendel. — Opérations sur l'estomac à la clinique de Czerny. (Arch. f. klin. chir., vol. 57, p. 459.)

64. Talma. — Die indicationen zu Magenoperationen. (Berl. Kl. Woch, 1895.)

65. Thiers — Résultats éloignés de la pylorectomie dans les sténoses cancéreuses du pylore. (Th. de Paris, 1898.)

66. Tuffier. — Bull. et Mém. de la Société de chir., 15 mars 1898.

67. Villar. — Traitement chir. du cancer de l'estomac. (Journ. de méd. de Bordeaux, 1895, p. 301).

68. Von Eiselsberg. — Resectionen am Magen. (Arch. f. Kl. chir., 1897, LIX, p. 568.)

69. Von Hacker. — Chirurgie der Verdauungsorgane. (Wien. Kl. Woch, 1896, n° 11, 12, 13.)

70. Wölfler. — Ueber Magendarmchirurgie. (Centralbl. f. chir. 1898, p. 76 de l'appendice.)

71. Wroblewski. — Eine Chemische Notiz zur Schlatterschen totalen Magenextirpation. (Centr. f. Physiol, novembre 1898, p. 665.)

72. Zeleskoff. — Traitement chirurgical des sténoses du pylore. (Wratch 1898, n° 8 et 9 et St-Petersb. med. Woch, 21 et 28 mars 1898.)

73. Zeller. — Med. Corresp. de Wurtemb. ärzt. Landes-vereins, vol. 65, p. 13.

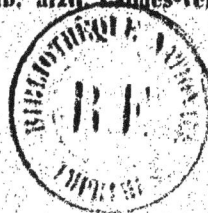

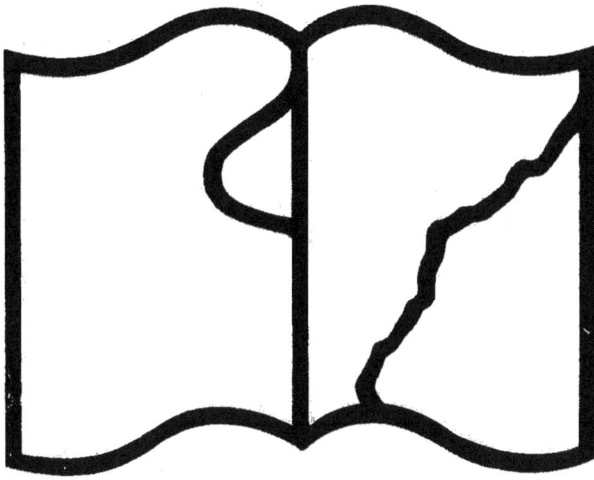

Texte détérioré — reliure défectueuse

NF Z 43-120-11

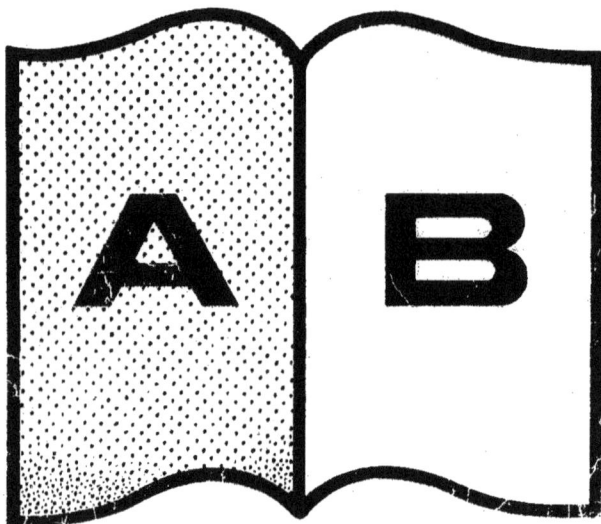

Contraste insuffisant

NF Z 43-120-14